アラビアの鉱物書
鉱物の神秘的薬効

ヒーリング錬金術 ④

大槻真一郎 [著]
澤元 亙 [監修]

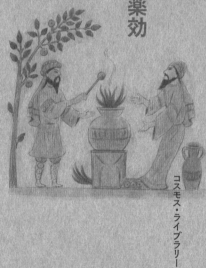

コスモス・ライブラリー

目次

はじめに 1

第 1 章　基本的な考え方について——序文と本文・
　　　　　第 1 項目をめぐって 7

　　『アリストテレスの鉱物書』序文についての
　　若干の考察 7
　　『アリストテレスの鉱物書』本文・第 1 項目
　　について 10

第 2 章　『アリストテレスの鉱物書』への系譜とその成立 ... 15

　　アリストテレス学派の鉱物書 15
　　テオフラストス『石について』第 1 章について 18
　　『アリストテレスの鉱物書』(アラビア語訳本)
　　の成立 22

第 3 章　アレクサンドロス大王伝との関連で 29

　　アレクサンドロス大王伝と鉱物書 29
　　人、心あれば、石また心あり 38

第 4 章　アラビア医学について 43

　　失明したアラビア医学者ラーゼスのこと 43

アラビア医学の成り立ちとその性格 ------------------------------ 49

第5章　錬金術との比較考察（1） ------------------------------ 57

　　　神への祈りと医薬 ------------------------------ 57
　　　ゲーベルの錬金術――エリキサ（霊薬）のこと ------------------------------ 59
　　　数による釣り合いの方法 ------------------------------ 64

第6章　錬金術との比較考察（2） ------------------------------ 71

　　　アラビア鉱物書のなかの硫黄と水銀、さらに鉛 ------------------------------ 71
　　　鉛（→水銀）を接点とする鉱物書と錬金術 ------------------------------ 75
　　　水銀（←鉛）と硫黄を軸とする錬金術と鉱物書 ------------------------------ 79
　　　錬金術の対象となった鉱物書中の数々の鉱物 ------------------------------ 87

第7章　各宝石の叙述について ------------------------------ 95

　　　アラビア鉱物書中の宝石の数々 ------------------------------ 95
　　　ザバルジャード（スマラグドゥス、エメラルド） ------------------------------ 96
　　　ヤークート（鋼玉、コランダム） ------------------------------ 100
　　　バシャジュユ（柘榴石） ------------------------------ 102
　　　アキーク（紅玉髄） ------------------------------ 102
　　　ジャズゥ（縞瑪瑙） ------------------------------ 103
　　　ダフナジュ（孔雀石） ------------------------------ 103
　　　バーズフル（ベゾアール、解毒石） ------------------------------ 105
　　　フィールザジュ（トルコ石） ------------------------------ 106
　　　ラーズワルト（ラピスラズリ） ------------------------------ 107
　　　ザブフ ------------------------------ 107

アンバリッユ（琥珀？） -- 108
宝石についての若干のコメント ------------------------------- 108

第8章　薬理についての考察 ------------------------------------- 111

鉱物（宝石、その他）の粉末薬 ------------------------------ 111
アラビア鉱物書中の粉末薬の列挙 -------------------------- 112
東西鉱物薬使用法の簡単な比較 ------------------------------ 118
お守りその他として何らか身につける石 ------------------ 127
マグネット石の不思議なパワー ------------------------------ 131
コハク、そしてトルマリン ------------------------------------ 137

解説——アラビアの鉱物書について
　　　　　　　　　　翻訳家　**高橋邦彦** -------- 143
追悼文——大槻真一郎先生の思い出
　　　　　　元明治薬科大学非常勤講師　**小林晶子** ------ 149

あとがき　**澤元 亙** --- 153

索引 --- 159

著者／監修者紹介 -- 165

はじめに

　私はかつて、およそ哲学の勉強を志すかぎりは、やはりすべてを支配する絶対精神を追求し、下界にうごめく形而下的な物質世界を睥睨する天界の精神世界、つまり形而上の世界をきわめなくてはならないと思っていました。しかし、人生の半ばから一転して、以上の思いあがった傲慢不遜な考え方を深く恥じ、一石・一木・一草の魂に立ちかえること、いや、これらすべてにもそれぞれに秘められた無限の永遠の大きな宇宙意思が深く込められていることに、私は強く気づき始めました。

　どこかの大学で講義・講読・演習を行う場合も、哲学を志望する学生諸君にはとくに、天馬にまたがって形而上の世界へむやみに飛びあがろうとすることがないよう、鉱物や植物に関する地味なギリシア語・ラテン語の原典資料を用い、他方、分子や原子のきわめて乾いた三次元立体の化学物質などを勉強する理科系学部の諸君には、そういうものに宿る神秘な宇宙生命の意思エネルギーと、できるだけ共振・共鳴できるよう一緒に努めてまいりました。『ヒルデガルトの宝石論』（101, 125 頁参照）でも申しあげた「井の中の蛙」的科学の見解・研究・視野の問題点も、じつは「井の中の蛙がそういう神秘な大海を知らない」のが問題であって、私どもは、できるだけ真実の「大海を知る井の中の蛙」であろうと精一杯に努めていかなくてはならない、という意味のことを申したかったのです。というのも、私どもは現実的にはみな井の中の蛙なのですから。

　以上のことはともあれ、そういう古代ギリシア哲学専攻の私にしてみれば、古代ギリシア哲学（万学）の集大成者アリストテレス（紀元前4世紀。ソクラテス哲学の信奉者だったプラトンの学園（アカデメイア）に

20年間学んだ)の大著作全集中に当然あるべき基本的な鉱物書がないことには、ずっと前から何らか不審な気持ちを抱いておりました。が、じつはもともとアリストテレスには立派な鉱物書があった(?!)というのです。しかしそれが残念にも、ギリシア語原典の写本はすべて失われ、いまはアラビア語訳のものしか残っていないというのです(別に、このアラビア語訳からはヘブライ語訳本が、さらにこれからはラテン語訳本が現存しているということでしたが)。そんな事情をやや詳しく知ったのが、やはりかなり前のことでした。それから少したって、荒れに荒れた日本全国を揺るがす大学紛争がありました(その渦中に、じつは私自身が心ならずも巻き込まれていきました)。しかしこの紛争も一段落し、やっと静かな研究の春が訪れたころ、私の手元にも、ドイツのゲッティンゲン大学図書館その他から続々とマイクロフィルムやコピーが到着し始めました。そのなかに、かの有名なアラビア文献学者 J・ルスカの『アリストテレスの鉱物書』(アラビア語訳) もあったのです ("Das Steinbuch des Aristoteles" von Julius Ruska. 1912)。

『アリストテレスの鉱物書』「序文」冒頭部とアリストテレス像

Parisiensis パリ写本(アラビア語)	Leodiensis リエージュ写本(ラテン語)	Monacensis ミュンヘン写本 (ヘブライ語)	Monspessulensis モンペリエ写本(ラテン語)
1. *Durr (真珠)	—	בדלח	de perna
2. *Zabarġad (エメラルド)	—	פטדא	de smaragdo
3. *Jākūt (鋼玉)	(rubinus)	אדם	de iacinto
4. *Baġādijj (ザクロ石)	L. elzedi i. granatus	אלבזאני	de granato
5. *'Akīk (紅玉髄)	L. haalkhec	אלעקיקו	de carniola
6. *Ġaz' (縞瑪瑙)	L. elgesha	לשם	de lesen, ar. elgeysa
7. *Dahnaġ (クジャク石)	L. eidhenegi	אלדהנג	de cimetit
8. *Bāzuhr (糞石)	L. elsbacher	אלבוזהר	de l. elbelgar
9. *Almās (金剛石)	L. dyamas	שמיר	de adamante
10. *Sunbādaġ (スミルゲル)	L. sembadheg	אלסנבאדני	de elsebada i. smerillo
11. *Fīrōzaġ (トルコ石)	L. elfebrognug	אחלמה	de albat i. farasquin
12. *Lāzward (ラピスラズリ)	L. azurii	אלאזורד	de smid i. aznrio
13. *Sabḥ (ザブフ)	L. elsig	שכו, אלסבג	de cysaban
14. *'Anbarijj (アンバリッユ)	L. flambari (lies el..)	אלענברי	de clambari (el..)
15. *Maġnāṭīs (マグネット)	L. elbeneg i. magnes	אלמגניטס	de Q'ni i. magnete
16. *M. aḍ-Ḍahab (金を引き付けるマグネット)	L. attrahens aurum	—	—
17. *M. al-Fiḍḍat (銀を引き付けるマグネット)	L. attr. argentum	—	—
18. *M. aṣ-Sufr wal-Mass (真鍮・銅を引き付けるマグネット)	L. qui trahit cuprum	—	—
19. *M. ar-Raṣāṣ	—	—	—
20. M. al-Laḥm (肉を引き付けるマグネット)	—	אבן טימשוך הבשר	de l. qui attrahit carnes
21. *M. aš-Ša'r (毛髪を引き付けるマグネット)	L. attrahens pilos	ש" השער	de l. qni attr. capillos
22. *M. al-Aẓfār (爪を引き付けるマグネット)	L. attrahens ungues	ש" הצפרנים	de l. qui tr. ungues

現存する主な写本(700種の鉱物から72種がえらばれて現存のパリ写本『アリストテレスの鉱物書』があるが、他の写本で欠落しているものは—で示してある)。ここでは全72種のうち22まで、残りは次章以降に。

しかしその後しばらくは、たてつづけに古代ギリシア〜近代ルネサンス期の医学・薬物学・植物学・博物誌・鉱物学・錬金術・天文学など科学史原典(主としてギリシア語・ラテン語)の翻訳・注釈・研究解説などの仕事に追われ、『アリストテレスの鉱物書』にはほとんど手つかずの状態でした。京都での研究生活時代、1年間だけ念のためアラビア語の学習はしたのですが、そのうち本格的にと思っているうちにここまで来てしまいました。

さてこのアラビア語鉱物書は、ヒルデガルトの場合とはちがって、項目に多くの金属が取りあげられ、何といっても有名なアラビア錬金術と相接触するところが、見方によってはかなり多く見受けられますので、その錬金術との関連を少しみておく必要があるかと思います。

　まずは次の系譜をご覧ください（紀元1000年ごろまでの錬金術の系譜。年代はもちろん概算的です。もうかなり前に共訳で出したF・S・テイラー著『錬金術師―近代化学の創設者たち』から）――

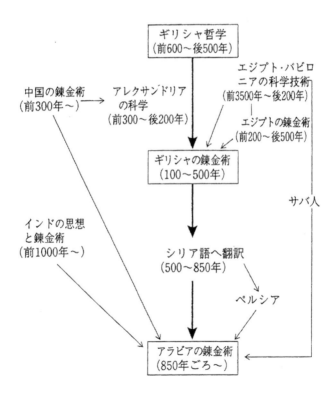

以上、真ん中に引かれた太い線（↓）、その中央・上のギリシア哲学から下のアラビア錬金術に至るまでの主流に対して左右からいろいろの支流がアラビア錬金術へと向かって流れ込んでいます。が、その主流の起点となるギリシア哲学の集大成者アリストテレスは、彼の教え子であり当時の世界的征服者だったアレクサンドロス大王の伝説（紀元前2世紀ごろのもの）や、アラビア・アッバース朝の教王アル・マムーン（9世紀前半）の夢物語などをとおしてみても、世界のあらゆる知識、あらゆる秘密をあたかも知りつくした知恵の王者として広く尊敬されるようになりました。アリストテレスによって定着した4元素・4基本性質および元素相互の転換などの教説、そしていわば4元素による最初の生成物である鉱物の知識、さらにそれら鉱物からは金属が精製され、鉱物転換の秘法によって金属のなかでも最も完全な黄金を作り出すという錬金術、そうしたことまでがすべて大賢者アリストテレスの知恵から導き出せるかのように考えられるようになりました。

　今日にみるような、学問的・科学的知識は未来に向けてどこまでも進歩していくものだという進歩史観をとる現代とちがって、過去を謳歌し、黄金時代を過去に想定し、聖人君子や神・仏の道も過去のある時期には完全にきわめられてしまっていたのだ、と考える逆向き志向の時代背景が、古代の中国・インド・ギリシア・ローマなどにはありました。同様な発想はアラビアの場合にもありました。古代ギリシアの哲学をきわめたというアリストテレスから、何百年いや千年もへだたった後代のシリア・アラビア世界にとって、アリストテレスは大変な賛美と尊敬を集めていたからです。なかでも比較的地味と思われる鉱物書の場合はどうだったのか、次にその序文の冒頭部分紹介を皮切りにそれらの経緯を少し述べてみたいと思います。

第1章　基本的な考え方について
——序文と本文第1項目をめぐって

『アリストテレスの鉱物書』序文についての若干の考察

　まず、この書物を編集したセラピオン（11世紀）の考えをその序文冒頭部から考察していきましょう——

　「私の帰依する慈悲深き神の御名において——本書の解説者によると、アリストテレスは本書で鉱物を扱い、さまざまな石や、その物質・色彩・種類・産地について書き記し、700種の石について記述している。そのなかには、学問や知識のある人が知っているような鉱物もあれば、こうした人々にも知られていない鉱物もある。どの基本的物質についての学識があっても、そうした識者は、1つの特定のものを扱い、自分の専門でしかないその種類や技術を越えて扱おうとしない。

　しかし、石のなかで人間の目に触れないものは、人間に知られているものよりも多い。だから、700種の石について詳細に説明されているこの本のなかで、われわれが何を書き記し説明したとしても、人類に属する多くの人々の誰一人として、このような知識に精通することができないことに気づき、私は一般的にみて最も役立つものを抜き出し、それについて本書で詳しく説明してみた。その場合、私はその学問の2つの面に限って説明した。その2つとは、物質を化学的につくることと、石の医薬としての用途を教えることである。われわれは、神に御加護を祈り、神に帰依しよう。

　私はある無知な人々を見たことがある。先入観にとらわれているような人々である。この者たちは、多少なりとも自分の知って

いる石のことが書かれているのを聞くと、そんなことは百も承知であると答える。ところが、知らない石のことが書かれていると、彼らはひどく驚きいぶかしがるばかり。これに対して、実際に学識豊かで物事に通じた人々が何か新しいものを学ぶと、彼らはその知識を自分の知識に付け加える。

　それでは、アリストテレスが述べていることに戻ることにしよう。大地の石は、ここで述べられている石より多く、知識を得ようと努力し、自ら苦心し気高い存在や高尚な段階から本書に目を向ける者がおそらく知っているものよりも多い。本書は、たったいま触れた人のように理解のはやい人たちをうんざりさせるような知識を含んではいないのである。…」——

　序文はまだまだつづくのですが、今はいちおうここで打ち切り、以上のことに少しコメントしておきたいと思います。

　とにかく、いくら何でもアリストテレスが詳説したという700種の石の数の多さには圧倒されてしまいます。アレクサンドロス大王が切り拓いたというマケドニア帝国（しかしすぐに崩壊）よりも、さらにさらに大きくかなり永続的な大帝国をつくりあげたローマ、そのローマにあって未曾有の大博物誌全37巻を生涯の仕事として書きあげた博物誌家の大プリニウスでさえ、何十万語を駆使して最後の5巻（第33〜37巻）を精力的に書き記した鉱物（土、鉱石、金属、宝石を含む）の数は3百数十種類であるというのに、700種類もの鉱物を神ならぬ人間のアリストテレスが詳細に叙述できようとは（?!）。これだけみても、その鉱物書が史実上のアリストテレスによって書かれたなどとは到底考えられないことでしょう。当然、偶像化されたプセウド（pseudo-「偽-」）アリストテレスの鉱物書ということになります。何でも大げさに説話化し物語風にしてしまうアラビアの鉱物誌といってしまえばそれまでですが、しかしこの鉱物誌に寄せる研究者・解説者たちの

熱い真実の思いを、私どもも、やはり真剣に探索し、どこに真実や事実があり、どこに作為や物語があるのかを順次に明らかにしていかなくてはなりません。執筆者としての私は、事の次第をできるかぎり明らかにしていく責任があります。土や石のひとかけらにも、神の御名において、その隠れた性質までも探索しようとした知恵ある人たちの心を心としていかなくては、やはり申し訳ないと思います。史実上のアリストテレス云々(うんぬん)の話はとにかく、700種もの鉱物が長い歴史のプロセスをへて集積・記載されていったことを、それはでっちあげだ、誇大宣伝だなどと、むげに無視してしまうわけにはまいりません。

　例えば、さきのプリニウスがその博物誌・鉱物篇のところどころで取りあげている不思議な力をもつ鉱石マグネス（英語はmagnet「磁石」(マグネット)）を、彼は1つの項目（5種類あるとはいっていますが）にまとめているのに対し、『アリストテレスの鉱物書』では、同じマグネスを第15〜22項目、つまり「鉄を引きつけるマグネット」、金を、銀を、真鍮・銅を、鉛を、肉を、毛髪を、さらに「爪を引き付けるマグネット」に至るまで7項目に分けて説明していますから、分けようによって、数はいろいろ変動できるわけです。それにまた、700という数は神聖数「7」の100倍、現代もよく使われる用語、「世界の7不思議」とか「ラッキー・セブン（昔から 7(セブン) は幸運の数）」、それに「1週は7日（創造の神は6日働いて7日目に休みたもうた）」などによく用いられる7であることも注目しておきましょう。

　ところで、日本で『アリストテレスの鉱物書』（アラビア語訳本）の内容をこのように詳しく紹介するのは今回が最初です。科学史分野での第一人者・平田寛氏と矢島裕利氏の両者ともに、この鉱物書をそれぞれ、『宝石論』（G・サートン著・平田寛訳『古代中世科学文化史・1』岩波書店）、『石の本』（矢島裕利著『アラビア

科学の話』）という題名でごく簡単に（４〜５行）紹介していますが、ここの題名はやはり『鉱物書』とするのが適切でしょう。内容が、金・水銀などの金属、さらにいわゆる鉱物類、その他、ほぼ一定の結晶構造をもつ宝石類など、だいたい鉱物の部類にはいるものを対象にしているからです。次はその効用ですが、さきの「序文」中の「私は学問の２つの面に限って説明した。この２つとは、物質を化学的につくることと、石の医薬としての用途を教えることである」という重要な指摘から、『鉱物書』内容の紹介を、私は化学的・医学的効用主体にしました。「化学的」の意味については順次説明してまいります。

　ではいったん「序文」の一部のコメントはこれで終わり、次は鉱物書本文の第１項目「ドゥッル（真珠）」の全訳をし、それに対する２〜３のコメントを加えたいと思います。

『アリストテレスの鉱物書』本文・第１項目について

　次にまず、本文・第１項目「ドゥッル（真珠）」の全訳を掲げることにいたします。

　「哲学者アリストテレスはこう述べる。われわれは、真珠とその性質を記述し、さらに、その発生、つまり、最初は震動している水であったものがどのようにして真珠となるのか、ということを記述することから始める。本書を始めるにあたりわれわれが真珠から記述するのは、真珠が鉱石のなかで最も貴重なものだからではなく、人々が、真珠・鋼玉(コランダム)・エメラルドをその性質からして、他の石よりも優先させるべきであると認めているからである」（第１節）。

　「これらの石を粉末にして１つのものにし、火にあぶり、そのそれぞれに空気を吹きつけると、それらは結合し、人間の４気質、

すなわち4体液のように本来的な混合がおこる。この混合から2つの石、すなわち赤い石と白い石ができる。この2つの石をすり潰し、火にかけると、相互に混合するにせよ分離するにせよ、それに風を吹きつけると、各部分が再び結合して以前と同じ状態になる。しかし私が、「それを火にかけて、風をそれに吹きつけよ」と述べるのは、すべての宝石は、火にかけ、その本体を溶かすときには、さらに空気の吹き入れが必要だからである。他方、卑しい物質でできた石には、風がなくても火で十分である。火は風の助けを借りなくても、その石を溶かすことができるからである」(第2節)。

　「では、真珠に関してわれわれは今、その発生について述べたいと思う。オケアノスと呼ばれる海がある。それは、世界の四方を駆けめぐる海、永遠の暗黒の海であり、その円環のいちばん内側がわれわれの船の航行する海の外側と接している。風が一年の中ごろの時期にこのオケアノスを鞭打つと、凄まじい波がおこる。するとこのとき、内部に真珠ができる二枚貝アストゥールスは、オケアノスを探して、人間が航行する海の深いところから上昇してくる。風は、飛び散る雨のようにオケアノスの波を追い立て、このためオケアノスは船が航行する海の中へと落ち、そして二枚貝は、子宮が男の精液の滴を受け入れるように、オケアノスを受け入れる。それから二枚貝は元に戻り、この受け取った滴は、二枚貝に埋め込まれた肉の間に達する。二枚貝は、海水の中の静かな場所を得ようとたえず努めるが、これはその場所で蓋を開けるためである。このときその滴は、日の出と日の入りのころに震動する空気と太陽の温かさを受け取る。他方、二枚貝は日中に太陽にさらされることはない。なぜなら、日差しが強烈になり、地上から上昇する蒸発物が立ちのぼったり吹きつけたりして、蒸発物が立ちこめ塵埃が風でおこるからである。真珠が美しく純粋で完

壁であるのは、空気が日の出と日の入り両方の都合のよい時間に、その貝（アストゥールス）に作用したからである。しかし、真珠が光沢を失っていたり、貝の中に水があったり虫がいたり、渦巻き状の何かが真珠に付着していたりすると、こうした害が真珠に及ぶ。というのは、真珠にはしばしば樹皮のような何かが付着するからである。なぜなら、その貝は、つまり夜中と日中の汚れた空気に敏感であるから。ところで、真珠の粒が大きくなったとき、貝は再び深い海に戻る。そして、貝はかつて魂をもった動物であったのであるが、こうして今は、海底に根を張り、枝を伸ばし、枝分かれし、植物となる。しかし、真珠が長い間その深みのなかにあり続けるなら、真珠は変質して見栄えがなくなる。それはまさしく、適当な時期に摘みとられず、樹木にずっとついたままのナツメヤシの実が美しさとおいしさを失うようである」（第3節）。

「真珠は、温と冷、乾と湿が同じ割合で混合している。真珠は肉におおわれて埋め込まれ、さらにその肉のまわりには貝殻があるので、海水の塩分が真珠に達することはない。水が真珠への憧れを克服し、塩分を含む海水が貝の中に多少入ってきても、真珠は、母親の体内にいる子のように保護される。大きな真珠は、小さい真珠よりも価値があり、明るく輝く真珠は、光沢のない真珠よりも価値がある。均整がとれて形成された真珠は、凸凹のある真珠よりも上質である」（第4節）。

「真珠の効能としては、心悸症に効くこと、黒胆汁によって引きおこされる恐怖と不安にも効くことである。さらに、真珠は心臓の血を非常に強く浄化してくれる。こうした治癒力のために、医師たちは真珠を医薬に混ぜる。また医師たちは、目薬の効果を上げたり視神経を強化するために真珠を目薬に混ぜる。大きい真珠にせよ小さい真珠にせよ、真珠が震動する水になるまでにそれを溶かし分解すると、癩病のように身体にできた白斑にそれを擦

り込むと、その水は擦り込むだけでこの白斑を取り去る。頭痛もちの人がこの水を鼻から吸い込むと、痛みはその人からひいていく」(第5節)。

　以上が真珠についてのすべてであります。さきの効用云々からいえば、第2節がいわゆる化学的(人工・技術的)操作の効用、第5節が医学的効用の説明ということになるでしょう。

　しかし、これらの効用は、第2節・第4節にあるような調和的な混合・混和があってこその話であり、第3節にみられるような男女咬合(結合)の問題もあります。

　ここでは、真珠のきわめてすぐれた性質として、温・冷・乾・湿の4基本性質が同じ割合で混和している点にその秘訣がある、ということに注目し、ヒルデガルトの「緑の力」(『ヒルデガルトの宝石論』130頁以下参照)、つまり自然のすぐれた調和的・混和的治癒力との関連で述べてみたいと思います。

　混和・混合はギリシア語ではKrasis(クラーシス)といいますが、私どもには、そのギリシア語にあたるラテン語のtemperatio(テムペラーティオー)(英語のtemperateness(テムパリトネス)がここから由来しますが、もともと「よい混和、調合、調節、適切な配置・結合」の意味)のほうがずっとなじめる言葉なのです。と申しますのも、温度・体温、つまり英語のtemperature(テムパリチャ)(日本語化してテンパラチャー)も本来はこの意味からきているからです。温暖な気候、つまり寒帯と熱帯の中間地帯を温帯(英語でtemperate zone(テムパリット ゾウン))といいますが、緑(いろ)が色の中間、つまり互いに相対するもの(光(あいたい)と闇(やみ))が最もよく共鳴し合う混合・調合の中間点にある、というゲーテの色彩論のように、temperate(テムパリット)であることは、音楽では「平均律」を示し、温熱・体熱では「平熱」として最も健康的・調和的なものです。寒流と暖流の合流するところに最も豊富な漁場があったり、協調的な協和体制下では最もすぐれた建設的で安定した文化が栄えるというように、古代

ギリシアでもローマでも、賢者のいちばん大切な徳としては、中庸・節度・節制、つまり「度を過ごさないこと」を、とくにギリシア7賢人たちは口をそろえて推奨してきました。この中庸は、決して単に平均化した力の凡庸さ・愚鈍さを意味するものではなく、平常心・平静心として、力(パワー、エネルギー)の最も充実した潜在的状態を示すものでした。平静心こそが、力の発現を最も調和的に、したがって共鳴・共振の広がり深さ大きさを最も拡張できる豊かな心身の力とか治癒力を発揮できるものと考えられます。そういうまさにシンボル的なものとして、真珠の化学的・医学的効用のよってきたるところを私どもは考える必要があろうかと思います。

　次は第3節にみる真珠生成の神話的説話の一件ですが、例の古代ローマのプリニウスは天の露を受け入れて真珠が受胎・懐妊するというのに対し、アラビアのもの、つまり、万物を生み育てる親(古代ギリシアの最も有名な詩人ホメロスの語る神話参照)としてオケアノス(Okeanos→英語 ocean)、その精液を受け入れて受胎するという真珠説話は、あまりにもギリシア的、いやギリシア化されたものに変貌しているのであります。また男女交合の説話も、アリストテレスの説(乾燥した蒸発気→硫黄、湿った蒸発気→水銀)が、硫黄を男性要素、水銀を女性要素として金属すべてをこれら2要素(アラビア錬金術上の硫黄‐水銀の理論)から生成されるアラビア的教説に導かれていくあたり、古代ギリシアの考えに、アラビア世界がいかに基本的に大きな影響を受けながらも、結局はアラビア化していく次第がよくうかがわれます。

　では、次章は、アリストテレス学派の第一人者テオフラストスの鉱物論を皮切りに、史実上のアリストテレスがいかにアラビア的アリストテレスに変貌していくか、そのプロセスを跡付けてみたいと思います。

第2章　『アリストテレスの鉱物書』への系譜とその成立

アリストテレス学派の鉱物書

　「プラトンは友であり、ソクラテスも友である。しかし、真理は何にもまして第1に重んじ尊(とうと)ばれるべきものである（Amicus Plato, amicus Socrates, sed praehonoranda veritas.）」という有名なラテン語の文句があります。これが、いつのまにかアリストテレスの学問（真理、ロゴス、哲学）的態度を示す明確な言葉として、ヨーロッパ世界に定着していきました。

　哲学者ソクラテスを師と仰いだプラトン（ラテン語で普通Plato）、そしてそのプラトンを師として彼の学園アカデメイアに学ぶこと20年に及んだアリストテレスは、師亡(な)きあと、同じアテネに新しい学園リュケイオンを開き後進を育て精力的に著作もしました。真理を前にしては、師弟関係にあるとはいえ同じく友であるこの3人がたどった哲学の道は、どこまでも真っ直ぐにつづく1本の大道ではなく、それぞれ自由に分かれ道を進んだようです。ソクラテスが人生論的な人間哲学（愛知）教育に徹し、それをうけて、プラトンは独自に天上にある理想のイデア（善や美の理想像）をロゴス的（あるいは、調和均整のとれた幾何学図形的）に求めていきました。が、アリストテレスのリュケイオンでは、地上的な自然学のロゴス的研究が主流になっていきました。

　アリストテレスに関しては、その和訳全集（全17巻、岩波書店）が遅ればせながら日本でもやっと1968年に出始め、数年で配本を無事完了しました。が、哲学者アリストテレスのこの現存著作全集の約5分の1が動物学の研究（『動物誌』上・下、『動物部分

Parisiensis パリ写本(アラビア語)	Leodiensis リエージュ写本(ラテン語)	Monacensis ミュンヘン写本 (ヘブライ語)	Monspessulensis モンペリエ写本(ラテン語)
22*. (Kils) (キルス(石灰?))	(L. calcis)	(הסיד)	de calce
23. *Karak (カラク)	L. eltone	אלכרך	de l. eltarem
24. *Markašīta (マルカシーサー(白鉄鉱?))	—	אלמרקשיתא	de marcasita
25. *Maġnīsijā (マグニー スィヤー)	L. magnesia	אלמגנסיא	de magnesia
26. *Kibrīt (Schwefel) (キブリート(硫黄))	L. alkibric	נפרית	de sulfure
27. *Zirnīh (AsS, As₂S₃) (ジルニーフ(石黄))	L. elzarmeth	זרניך	de zarnich i. arsenico
28. *Barkijj (K: albāh) (バルクウイ(「稲妻石」の意))	L. elbarchi	אלברקי	de bernic
29. *Mijāh (K: alhindī) (ミヤーフ(「水石」の意))	L. elchendi i. indus	הנדו	de l. indiano
30. *Mānagtas (マーナグタス)	L. malcbs i. indicus	מאגניט	de l. magnatim
31. *Jusahhil al-Wilād. (産期を楽にする石)	L. qui cito facit parere	שיתלו אותו על אשה	de l. elithemeth
32. Samak (魚を集める石)	—	—	—
*	L. liberans a glarea	לב' הכליות	de l. iudaico
—	Aquarum exeuntium	מים הולכים	de l. aque acetose
33. *Jaġlib an-Naum	L. inducens sompnum	שימשוך השנה	de l. qui facit dormire
34. *Janfi an-Naum (眠気をとる石)	L. auferens sompnum	שינרש השנה	de l. prohib. somnum
35. *Hağar 'aġīb I (奇くべき石(1))	L. qui occult. de die	מן המערב	de l. qui occ. de die
36. *Hağar 'aġīb II (奇くべき石(2))	L. qui occ. de nocte	יחליף עיקר	de l. qui occ. de nocte
37. *Hağar ġarīb (奇妙な石)	L. polophos	אפולוקום	
38. *Kīrijj (クィーリッユと呼ばれる石)	L.elkir i.cacararum	אלקיראן	
39. Hiğ. haiwānijjat	L. animalis viventis		
40. H. al-Andā' (動物の石) (湿性の石)	L. qui susp. ad ma- millas	שדיים	

現存する主な写本（700種の鉱物から72種がえらばれて現存のパリ写本『アリストテレスの鉱物書』があるが、他の写本で欠落しているものは—で示してある)。ここでは全72種のうち22から40まで、残りは次章以降に。

論』、『動物発生論』など）で占められているのをみれば、誰しも驚かざるを得ないでしょう。とくに動物の形態論・生態論・分類法などの叙述はまさに近代科学的で、現代の動物行動学的観点（例えば、鳥などにみられる縄張り意識、その他の観察）からみても興味あるものが多く、観察とロゴス（論理、理論）を重んじたこの学派の特色が非常によく出ております。

　62歳という弱齢？!（師プラトンは80歳、リュケイオンの2代

目学頭を引き継いだテオフラストスは少なくとも 85 歳、いや 100 近くまで生きた、ということと比較すればの話ですが)で病死したアリストテレスにしてみれば、自然学的分野の各論の 1 つだった動物学の詳細かつ精緻な著作だけでも畢生(ひっせい)の大仕事(彼にはまた他の多くの分野の仕事が目白押しで、例えば天体論、形而上学、霊魂論、倫理学、政治学、文学論、等々の著作があります)だったはずですから、その動物学に匹敵する植物学や鉱物学にまでは、とても手がとどくわけはなかったでしょう。だから、「700 種もの石をアリストテレスが詳説した」などというアラビア語訳鉱物書の言葉は到底信用するわけにはいかないのです。が、そのことは順次、後に徹底検証していくこととして(しかし、私の執筆の目的はそこにはなく、どこまでもアラビアの鉱物論の性格を解明することにあります)、次のことに着目する必要があるでしょう。

　植物学・鉱物学の研究の仕事はリュケイオン学園の後輩に受け継がれていったということに注目したいということです。とりもなおさず、植物においての輝かしいその業績によって、後世「植物学の父」とたたえられた哲学者テオフラストスは、10 歳ばかり年長のいわば兄貴分のアリストテレスによって、「神のごとく（theo-）語る者（phrastos）」とあだ名されるまでに俊秀だったといわれ、哲学者列伝(紀元前 3 世紀に生きたと思われるディオゲネス・ラエルティオスの著作)によっても、大げさながら 23 万 2808 行（227 篇）という厖大(ぼうだい)な著作をした碩学(せき)だったと報告されています。私どものグループではこのテオフラストスに注目し、1988 年に人びとのあまりやりたがらない彼の『植物誌』（全 9 巻）を原典から苦労してやっと翻訳いたしました（大槻真一郎・月川和雄訳、1988 年八坂書房刊行）。自然学分野でアリストテレスの動物学に優(まさ)るとも劣らず近代植物学に範をたれたこの克明な観察記録は、きわめて地味ながら、この分野における不朽の金字塔的

名著であることに異論をさしはさむ科学者は決していないでしょう。

ところがテオフラストスの鉱物書も、じつは当時としては唯一、貴重な鉱物学覚え書き様(よう)の断片的に思える小冊子の形で、幸いにもきびしい歴史の戦火をくぐり抜けて生きのびているのです。彼の『植物誌』全9巻のスケールにはとてもとても及ばない数時間の講義用メモ程度のものですが、この『石（鉱物）について』（peri lithōn ペリ リトーン）は、古典ギリシア語で書かれた、ごく地味な小品ながら、アリストテレス学派自然学流の当代随一の鉱物文献学的逸品であることにはいささかの疑念もないものであります。

テオフラストス『石について』第1章について

ではまず、第1章の訳文を掲げることにしましょう。

「大地の中で構成されるものには、水から成るものと土から成るものがある。水から成るものは銀や金などのような金属であり、土から成るものは石である。石のなかで非常に特殊な種類のものもすべてそうである。土そのもののなかで、色、滑らかさ、緻密さなどの性質の点で何か非常に独特なものもそうである。さて金属については他の場所で考察したので、ここでは後者について述べることにしよう」（第1節）。

「これら土から成るもの（石）はすべて、一般的に言って、何か純粋で均質な素材から構成されたと考えねばならない。その素材が何らかの融合によって生じたにせよ、あるいは以上述べた分離の他の仕方であるにせよそうである。というのは、おそらく前者のようにして生じるもの、また他の仕方で生じるものもあり得るからである。それらは、素材から、滑らかさ、緻密さ、輝き、透明性などを獲得し、各々を構成する素材がより均質でより純粋

であればあるほど、それらも均質で純粋になる。なぜなら、概して、構成、すなわち凝固を受ける素材がもつ完成度の程度に、素材に起因する性質の程度も依存するからである」(第2節)。

「凝固は、ある場合は熱（＝温）によって、ある場合は冷によっておこる。なぜなら、おそらくある種類の熱が熱か冷によって構成されることを妨げるものは何もないからである。土はすべて火によって構成されると思われる。凝固と融解は各々において反対になっているからである（土は水によって融解する）。さて、石には土よりも多くの特性がある。土においては、色や粘性や滑らかさ緻密さなどの点では多くの特徴があるが、その他の点での違いは稀だからである」(第3節)。

「しかし石には、同じような特徴に加えて、何かに作用を及ぼしたり作用を受けたり、また作用を受けないといった能力に関しても特徴がある。すなわち、石には溶けるものも溶けないものもあるし、燃えるものも燃えないものもあるし、その他これに類した特徴もあるからである。さらに加熱と燃焼においても多くの違いがある。なおもまた、あるものはスマラグドス（エメラルド、その他の緑色石）のように、水を自分の色に同化させることができるし、あるものは、その中に置かれたものを全く石にしてしまう。またあるものは、別のものを引き寄せることができるし（コハクや天然磁石）、あるものは、いわゆる「ヘラクレイアの（石）」とか「リュディア（小アジアの一地域）の（石）」とかいわれる石のように金や銀を試すことができる（試金石）」(第4節)。

「しかし最も驚くべき最大の能力は、もしそれが真実であるとするなら、石を生み出す石の能力である。が、これらよりよく知られ、しばしば見られるものは、石を使うための仕事に関するものである。すなわち、あるものは削ったり、旋盤にかけたり、切ったりすることができるが、あるものは鉄器でも全く歯が立たない

し、あるものはほとんど歯が立たない。仕事に関しては他にも多くの違いがある」（第5節）。

「さて、色、硬さ、脆さ、滑らかさ、その他、石はこれらによって特殊なものとなるのだが、そういったものの違いを多くの石はもっている。が、ある地域全体のある石には共通してもっているそうした特殊性があらわれる場合がいくつかある。それらの石に関しては、パロス（エーゲ海デロス島周辺群島の1つ）やペンテリコス（アテネ付近の山）やキオス（エーゲ海のある島）やテバイの有名な大理石採掘場がある。エジプトにあるテバイ（ナイル河畔、古代エジプトの首都）の大きく切り出されるアラバストリテス（雪花石膏）や、象牙に似たケルニテス（大理石の一種）もそうであり、ダレイオス（ペルシアの有名なダリウス大王）はケルニテスでできた柩に入れられたといわれている」（第6節）。

「エジプト産のポロスはキュクラデス産のパロスの石に色や緻密さが似ているが、ただ普通のポロスより軽い。それゆえ、エジプト人はこれを趣向のこった建物に帯のようにして付けている。エジプトにはキオスの石のように黒く透明な石もある。ほかの場所にも他の多くのものがある。上に述べたような特徴的な違いは多くの石にも共通している。しかし、前に述べた能動・受動的能力に関する違いは、地域全体の石がもっているのではないし、一連の岩盤がもっているのではないし、大きな石がもっているのでもない」（第7節）。

「あるものは、スマラグドスやサルディオン（紅玉髄）やアントラコス（石炭、ルビー、ガーネットなど）やサッペイロス（ラピスラズリ）のように、きわめて稀でかつ小さい。これに類するもののほとんどは、彫って印鑑にすることができる。あるものは、切り分けられた他の石の中に見出される。燃焼に関する特徴的な違いをもっている石は少ない。まずは、燃焼に関し、どんな違い

がどれほどあるのかを語るべきであろう」（第8節）。

　以上（第1〜8節）が第1章の全訳です。が、あとにつづくテオフラストスの鉱物論（第2〜9章）も第1章同様、全く無味乾燥とも思える叙述に終始しております。ここには、天(あま)かける神話的な想像力も興味深い説話も微塵だにうかがい知ることはできません。ただ客観的・事実的観察を自他の信頼できると考えられる筋から集めた叙述（もちろん、テオフラストスにも思い違いやミスはありますが）ですから、例の『アリストテレスの鉱物書』（アラビア語版）の第1項目「ドゥッル（真珠）」についてのオケアノス神話も逸品の（？！）医学的効能も出てまいりません。ただ、全9章を通じて1ヶ所だけ、スマラグドス（エメラルドなど数種類の緑石）のところで、「……。これはまた眼にもよい。だから人は、これを見るために、それで作った印鑑を持ち歩くのである。……」（第4章・第24節）という印鑑使用に対するごく普通の医学的効能の記述があるだけです。アラビア語の鉱物論にみられる大量の医学的効能とくらべると、まことに月とスッポンの違いの観さえいたします。

　ところで、ちなみに真珠については、テオフラストスはただ次のように述べているだけです——「マルガリテス（真珠）と呼ばれるものも、熱心に求められる石の一種である。これは、本性上透明（デイアファネース）で（ここはテオフラストス自身のミス？！「半透明（デイアウゲース）」というべきだったでしょうか）、高価な首飾りにされる。この石はカキ（牡蠣）の中に生じる。カキはピンナ（二枚貝の一種）に似ているが、もっと小さい。この石の大きさは大きな魚の眼ぐらいである。インドの海岸やエリュトラ海（ペルシア湾または紅海）の島々がこれを産する。これらはほとんど特殊な石である」（第6章・第36節）——と。

　「医学的効用」と並んで掲げた「化学的効用」については、テ

オフラストスも言っているように、「技術が自然を模倣して独特なものを作るということは明らかである。あるものは実用のために、あるものは絵の具のように単に外見のために、またあるものは水銀のように、両方のために。水銀にも何らかの有用性があるからである。水銀は、辰砂を酢と一緒に銅の器の中で銅のすりこぎでもって磨り潰して作る。このようなものは、もっとたくさん挙げることができる」(第8章・第60節)。このいわゆる「技術」的にあたるのが、アラビア語の「化学」的に相当するもので、これが結局は「化学」的、時代が進むにつれてアラビア鉱物学・錬金術的技法へとも向かっていくものなのであります。

『アリストテレスの鉱物書』(アラビア語訳本)の成立

これまで申してきましたように、アリストテレスというよりアリストテレス学派(実際にはテオフラストス)の史実上の鉱物書と、アラビア語訳本と称される『アリストテレスの鉱物書』には、年代的にいって千数百年間のへだたりがあることもさることながら、アラビア錬金術に流れ込む主流・支流の表示をさせていただいたあの経緯からいっても、古代ギリシア(主として哲学、医学・薬物学関係のもの)、エジプト、シリア、ペルシア、インド、中国、その他からのアラビア世界への影響を考えていかなくてはなりません。そのため、『錬金術師―近代化学の創設者たち―』(人文書院版)とその周辺の書物を参考に、まずは紀元1世紀ごろから1000年ほどの間の中近東、とくにアラビア世界の学問文化に関連していく事柄を、少しかいま見ておく必要があると思います。

さて、インド西部(インダス川流域)を含めての中近東文化(おもにメソポタミア・エジプト古代文明)の盛期には、まだ文明のはるか闇におかれていた古代ギリシアが、それら文明の光りを

第2章 『アリストテレスの鉱物書』への系譜とその成立

徐々に受けて、いわゆるギリシア哲学（いわゆる学問・科学的思考のめざめ）が全盛をきわめ始めるのは紀元前7世紀以降でした。が、キリスト誕生時の東方の博士たちという伝承にもあるように、インド・ペルシアの地域、さらにシリア東部のサバ人のあいだでは、貧弱な記録からみても、天文学や数字に大きな注意が向けられていたことがわかります。その後の状況について、さきの人文書院版・訳書で私は次のように訳しました──

「なかでも後世にとっての重要な出来事は、キリスト教誕生後の500年間にこれらの地方（ペルシア、シリアなど）で、一団の自然哲学者たちが新しい知識を受け入れ、これを育成しようとしたことである。その一大中心地のシリアでは、種々の文化や各国語が文字どおり入り乱れて接触した。ラテン語、ギリシア語、シリア語、ペルシア語、そして回教圏（イスラム）の出現後は、アラビア語、これらすべてが流通するようになった。こうしてギリシアの学問もここに根を張り、豊かな文化の交流による新しい生活の誕生と近東全体への普及に一役買うことができた」。

「この直接の原因は、431年にキリスト教のネストリオス派（ラテン語読みはネストリウス、中国では景教）の学者たちが、コンスタンチノープルから追放されたことである。彼らはシリア北部のエデッサで、ギリシアの学問を伝えるために進んで学校を開いた。ついで489年には、彼らはギリシア皇帝から追放され、メソポタミアのニシビスに移った。そして結局、紀元500年以後まもなく、彼らはバスラから北寄りのジュンディ＝シャプールで、大（おお）いなるペルシアの医学校を設立した。ネストリオス派は、長いことギリシアの知識を保存し、やがてギリシア語の書物をシリア語に翻訳し始めた。次の世紀には、これまたキリスト教の異端の単性論者たちも、コンスタンチノープルから追放され、シリアとペルシアへ移ってきた。少なくとも、錬金術に関するギリシア語の

書物のいくつかは、彼らによってシリア語に翻訳された」。

「622年から750年にかけて、アラビア人の諸国家や遊牧民が回教信仰の情熱のもとに統一され、小アジア、シリア、ペルシア、エジプト、アフリカ、スペインを征服し、それらの地方に回教的な生活法を押しつけた。最初のうち彼らは、異教の学問に対して敵意をもってのぞんだ。しかし750年以後、バグダードの

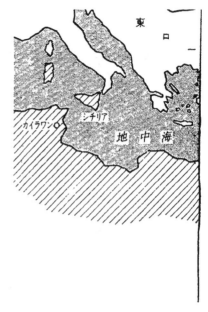

当時のアラビア。

アッバース王朝のもとで、彼らは学問への渇望をいやそうとした。その後、ギリシアの哲学・数学・科学の書物がぞくぞく翻訳されたが、それでも彼らにとっては、まどろこしいほどだった。ところで、この比較的初期の回教徒が錬金術にどういう態度をとっていたかは、まだわからない点が多い。しかし、紀元900年後まもなく、この方面が非常な活気をおびてきたことはわかっている」(第7章・アラビアの錬金術師たち) の冒頭の部分) ——。

しかしこの辺で、話題を当面の主題である『アリストテレスの鉱物書』・アラビア語訳本成立の直後の経緯に移りませんと、日暮れて道遠しの愚をそしられそうです。

そこで以上いろいろ申しあげたことや、前述のカッコ内(「……」)の状況、さらに後述のアレクサンドロス大王伝説や、

第2章 『アリストテレスの鉱物書』への系譜とその成立

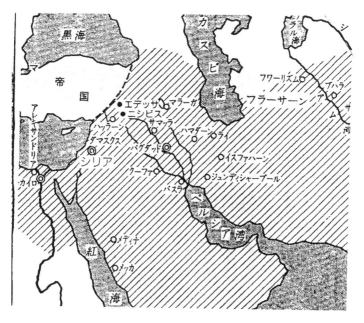

　私の目下の研究知見などを踏まえ、諸学者、とくにJ・ルスカの精力的なアラビア研究も視野において結論的に申しますと、『アリストテレスの鉱物書』は結局、神的で権威的なアリストテレスの名を冠したアラビア語による偽書（いわゆるアラビア鉱物書）であるということになります。理論的には、アリストテレスと彼の自然学派の哲学、なかでもテオフラストスの鉱物論などが、この偽書のある骨格部分を形成しており、また医学的肉付けとしては、ギリシア語で書かれた医学・鉱物薬剤、なかでも「薬物学の父」ディオスコリデスの医薬剤知見、さらにアレクサンドロス大王のインドなどへの大遠征時の鉱物知見（経験事実的であれ伝承・説話的であれ）、等々が、古代ギリシアの思想・学問の主流化・大河化・ヘレニズム（ギリシア化）を形づくっていきますが、いわゆるアラビア鉱物書が出来あがっていく9〜11世紀に直接の決定

25

的影響を与えたのは、何といっても、シリア・ペルシアのヘレニズム化された学者の一団だったに相違ないと思われます。なかでも、873年（9世紀）に亡くなった有名な万学博士フナイン・イブン・イサクの名があがってまいります。古代ギリシア哲学・医学文献、古代ペルシアの豊富な鉱物文献はもとより、博物学に精通していたこのシリア人は、諸外国語にも堪能で、当時振興の世界国家的展望に立った一大イスラム圏の共通語であるアラビア語によって、まずは、不思議な力をもつ宝石・鉱物を中核とした鉱物書をつくったと考えられます。そして、これこそアラビア鉱物学の最も古い文献で、やがてこれがヘブライ語やラテン語にも何度も翻訳されていったはずなのですが、これはそのままの形では残存せず、現存するいわゆるアラビア鉱物書（『アリストテレスの鉱物書』）というのは、フナインのオリジナルなものの多様な改変書の形になってしまった、というわけです。

850年以前にはオリジナルな鉱物書がフナインによって書かれたといわれますが、私どもが手にしている鉱物書は、旺盛な錬金術的思考の影響もかなり受けているものと考えなくてはなりますまい。何せ、この当時の交流・交易は、千里・万里を遠しとせずに遠くへのび、ネストリオスの宗派は中国に景教としてはいったばかりではなく、極東の海のはて、わが日本へもすでに8世紀の正倉院御物には、遠くペルシアのガラスや薬物も少数ながら見られるというご時世だったわけです。

以上のように考えますと、私どもは中近東アラビアの鉱物書をとおしていろいろなことが勉強できるわけです。アリストテレスの偽書であるとか、フナインのものの改竄書だとかいっても、かえっていろいろな歴史事実の不思議なあや模様をもよく知ることになり、さまざまな興味深い神話・説話にまじって、鉱物の多くのすぐれた実効性や現代への有難い示唆などに出会ったりもしま

す。これから記述させていただくアラビア鉱物書の薬剤とその周辺の関連記録（アレクサンドロス大王伝は、次章の最初のところで少し触れることにします）をとおして、私どもの体内に実際に存在する金・銀・銅・鉄・鉛・錫・亜鉛・燐などの化学元素はもとより、多くの鉱物に含まれるその他の諸元素とのかかわり合い、新しい次の世紀の多くの研究課題として残る石の神秘の数々にも言及し、そうした石の発散するオーラと私どもの体から出るさまざまなオーラとの共鳴の仕方と健康・不健康の問題にも、アラビア鉱物書をとおして触れていきます。

　では、ここで次のことを付言して本章を終わることにしたいと思います。つまり、さきのところでドゥル（真珠）についてお気づきになったはずの「真珠が植物となる」という奇妙な叙述のことです。私はとっさに、アリストテレス全集中の『小品集』（和訳全集の第10巻。しかしこれは、じつはアリストテレス自身の著作ではないとされるもの）に、「植物のあるものは、マルガリテス（真珠）と呼ばれるエジプトの植物のように、根によってつるされている」（75頁）という記載がある、というのを聞いたことがあるのを思い出しました。厖大なアリストテレス・インデクス（ボーニッツ編）に宝石の真珠ならぬ植物の真珠（おそらく花か果実の色か形かからの類似連想でついた名でしょう。これについては誰にも定かではないようです）が1つ見出し語にあるきりですが、きまじめなアラビア鉱物書の編者の誰かが、あるいはこのアリストテレス大先生の『小作品』あるいは類似の記録から、海中の真珠植物「マルガリテス」を連想した何かであったのかもしれません。こんなつまらぬ私の思いすごしは皆さんさぞお笑いになることでしょうね。

第3章　アレクサンドロス大王伝との関連で

アレクサンドロス大王伝と鉱物書

　ここで取りあげる鉱物書というのは、もちろんアラビア語訳といわれてきた『アリストテレスの鉱物書』のことです（以後はすべて単に「鉱物書」という略称を使わせていただきます）。

　ところでこの鉱物書には、何度もアレクサンドロス大王の名が登場してまいります。例えば、金剛石（ダイヤモンド←ギリシア語の adamās, adamantos「打ちこわすことのできない堅いもの」）を扱ったアルマース（アダマースのアラビア訛り）の項目（つまり鉱物書・第9章）にも、次の叙述のあとに、アレクサンドロス大王に関するあの有名な興味深い説話がつづきます。つまり、「この石の本性は冷と乾の第4度（最高度数）にある。石は2つの特性をもつ。そのひとつは、自然物体と一緒にすると、必ずその物体を圧し潰して粉々にすることである。石を物体の上に置くと、その物体を裂く。……」につづいて、「金剛石の在る谷へは、私の弟子アレクサンドロス大王以外に誰も到達したことがない。その谷は、東側ではホラサンの最も外側の境界に接し、谷底までは見えない。アレクサンドロスがそこに来た後、ヘビが数多く前進して彼の行く手を阻んだ。その谷にはヘビがいる。このヘビが人間を見ると、その人は死ぬ。そこで、アレクサンドロス大王はヘビの対策として鏡をつくった。ヘビが自分の姿をその鏡で見ると、ヘビは死んだ。だから、人々はそれらのヘビを自分たちの目で見ることができたのである。しかしアレクサンドロス大王はさらに、別の策略も思いついた。彼は雄ヒツジを犠牲にささげ、皮をはいで谷底に投げさせた。すると、谷の底で金剛石はそれに付着

مناطيس الذهب هذا الحجر معدنه فى جبل بالمغرب وعلى هذه (الجبل) حجرة التى تلتقط الذهب والفضة والنحاس والرصاص والشعر واللحم والحجر الذى يلتقط الماء والذى يجمع السـمـك اذا التى فى مواضعه كأنها تألفه والحجر الذى ينوص عند غروب الشمس ويرتفع عند طلوعها والحجر المضادد له ينوص عند طلوعها ويرتفع عند غروبها وبحث عنها تلميذى الاسكندر عند بلوغه مطلع الشمس واتهايه الى غروبها والحجر الذى يلتقط الذهب هو حجر اصفر تعلوه غبرة قليلة املس لين الجسد فى طبعه الحرارة واليبس واذاكلّس فعل فعل مناطيس الحديد ولوريدتَ‍ الذهب ورميت به فى التراب وتركت الحجر فى خرقة وامررتها على ال

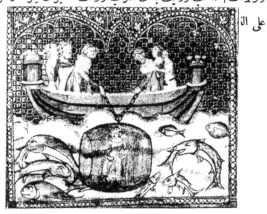

アレクサンドロス大王海中探検の図（"The Romance of Alexander"から）。

し、猛禽がそれにかみついて、その一部を上に運んできた。そこで兵士たちは猛禽を追いかけ、それがまき散らした金剛石を拾い集めたというわけである」、ざっとまあ以上のようなことが、アリストテレスじきじきの言葉として記載されているのです。

しかし、じつはこれ（とくに後者の話）はアラビア人たちのつくった説話にほかなりません。しかもその骨子は、やはり話し上手なインド人の話のなかにあり、アラビア人たちはそれをさらにさらにうまくモディファイしたにちがいありません。同じような

30

第3章 アレクサンドロス大王伝との関連で

Parisiensis パリ写本(アラビア語)	Leodiensis リエージュ写本(ラテン語)	Monacensis ミュンヘン写本 (ヘブライ語)	Monspessulensis モンペリエ写本(ラテン語)
41. Ḥ. al-Aurām (潰瘍に効く石)	L. qui curat aposte- mata	יועיל לבכ כאב	—
*K. (Bāhit)	L. elbehecte	—	—
(56) —	L. elselsis	—	—
42.*Billaur(Bergkrist.) (ビッラウル(水晶))	L. elmecha aut bellor i. cristallus	שוהם	—
43.*Zuǧāǧ (Glas) (ズジャージ(ガラス))	Vitrum i. zegeg	זכוכית	—
44.*Milḥ (Steinsalz) (ミルフ(岩塩))	Sal	מלח	—
45. Nūšādir (Salmiak) (ヌーシャーディル(f,歯砂))	—	נושאדר	—
46.*Būraḳ (Borax) (ブーラク(潮硝))	—	אלבורק	—
47.*Naṭrūn (Soda) (ナトルーン(ソーダ))	—	נטרון	—
48. N. Zāǧ (Vitriol) (ザージ(硫酸塩))	—	אלואג	—
49.*Šabb (Alaun) (シャブ(明礬))	—	אלו(י)שב	—
50.*N. Ṭalḳ (Glimmer) (タルク(雲母))	—	אלטלק	—
51.*Itmid (Bleiglanz) (イトミド(方鉛鉱))	—	אתמר	—
52.*N. Tūtijā (トゥーティヤー)	—	תותיא	—
53.*Marǧān (Korallen) (マルジャーン(珊瑚))	—	מרגאן	—
54.*Faišūr (Bimsstein) (ファイシュール(軽石))	—	קימורי	—
55. N. Ḥ. baḥrijj (海の動物の石)	(39)	חית המים	—
56.*N. Šalšit (シャルシートと呼ばれる石)	s. o.	סלשינס	—
	s. o.	אלבהית	—
57.*N. Dahab (ダハブ(金))	—	הזהב	—
58.*N. Fiḍḍat (フィッダト(銀))	—	הכסף	—

現存する主な写本（700種の鉱物から72種がえらばれて現存のパリ写本『アリストテレスの鉱物書』があるが、他の写本で欠落しているものは―で示してある）。ここでは全72種のうち41から58まで、残りは次章以降に。

話を、かつての大昔（紀元前10世紀）、シバ（＝サバ）の女王からソロモン王に贈られたという香しいスパイスのシナモン（熱帯性常緑樹の樹皮を乾燥したもので、この植物はスリランカがその原産地）についても、後代のアラビア人たちがインド（スリランカも含む）の話をさらに脚色して次のように作り上げたと思われるからです――「そもそもシナモンは、人々がとうてい登ることのできない断崖絶壁の上に猛禽が巣作りに使うものであり、そ

31

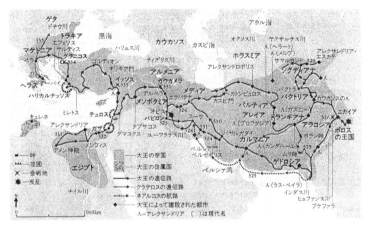

アレクサンドロス大王の東征地図（『平凡社版世界大百科事典』より）

こにたくさん散り敷かれたシナモンを手にするために、この鳥の好物である動物の大きな肉塊をいくつか断崖の下のほうに置いておく。すると鳥が舞いおりてきて、ひなに食べさせるためその重い肉塊を巣に運び込む。すると、肉の重みにたえかねて、その一面に散り敷かれている棒状の香(かぐわ)しいシナモンが次々にばらばらと下に落ちてくる。それらを、断崖の下で待ち伏せしている人たちが拾い集めるのである」と。まさに、交易のいわば天才的部族でありアラビアンナイト的物語にもたけたアラビア人たちは、こうして獲得したシナモンの価値をいやが上にも高めようとしたのだと考えられます。シナモンは、中国南方産のカシアと同じくCinnamomum(キンナモムム)属の植物ですが、カシアのほうが肉桂(にっけい)（ニッキ）として日本人にはよく知られています。が、スリランカのシナモンはずっと上質で、その柔らかな甘い香りと刺激がシバの女王的な愛の仲立ちをするものとして、ケーキの王国・オーストリアでは、今なお恋の気持ちを託すケーキの女王の味覚として有名です。

　例によって話がまた横道にそれて申し訳ありません。が、シナ

モン入りの香り高いコーヒーをちょっぴり味わった（?!）とでもお考えいただいて、ここではさらにもう１つ、熱くて乾いた石、つまり鉱物書・第16章の不思議な「金を引き付けるマグネット」を紹介しておきたいと思います。アレクサンドロスがここでも登場してくるからです。――「この石の産出坑は西方の山にある。この山には、金、銀、銅、鉛、毛髪、肉を引き付ける石、石をある場所におくと、あたかも石が魚を飼っているかのように、魚が周囲に集まってくる石がある。それから、日没のときに姿を消し、日の出のときには姿を現わす石がある。また、これとは逆に、日の出のときには姿を隠し、日没のときに姿を現わす石がある。私の弟子アレクサンドロス大王は、日の出の場所に到達し、そしてまた遂には日没のところにも達したとき、それらの石を調査・研究した（第１節）。金を引き付ける石は黄色の石であるが、いくぶん灰色が混ざり、滑らかで、柔らかい物質でできている。この石の本性は熱と乾である。灰化すると、この石は鉄のマグネットのように作用する。金のやすりにかけ、その粉を地面にまき散らし、次にその石を布切れに結びつけ、地面のあちこちに動かすと、石は金を引き付ける」(第２節）と。

とにかく日の出るところ（東洋。英語でorient←ラテン語orior「日が昇る」）から日の没するところ（西洋。occident←ラテン語occido「日が没する」）まで、つまり日輪が照らす地球の東西のはてまでを征服するにいたった、とまで驚嘆されたアレクサンドロス大王については、すでに紀元前２世紀ごろ、彼の文武両道にわたる英雄伝・探検談が書かれたとされています。原作は前４世紀の史家・カリステネス（Callisthēnēs）のものをもとにしたといわれていますが、このギリシア語原本そのものはもちろん残っておらず、むしろ原作はアレクサンドリア在住の無名の作家が書いた偽作（つまりPseudo-Callisthēnēsの作）ではないか

とされ、紀元後3世紀ごろに書かれたようです。が、これも残っておらず、ギリシア語としては11世紀の写本が、いちばん古いものとして残っています。しかし、ギリシア語原本に最も近いものとして紀元4世紀のラテン語訳、紀元5世紀のアルメニア語訳（つい最近、このアルメニア語からの英訳が出版されて私どものロマンをそそりつづけています）が残っております。この大王伝は、源義経が兄・頼朝に追われて北海道へ、さらに蒙古へとおちのび、そこで一転、ジンギスカンとなってヨーロッパ世界まで席巻するといったロマンティックな架空武勇伝とは比較にならない規模で、古代末期、とくに中世・近代とさまざまな言語で語り継がれてまいりました。写本から写本へ、翻訳から翻訳を重ねて千数百年間、東南アジアに至るまで20数ヶ国語、100種類になんなんとする多岐的ロマンを展開したのであります。空中・海中の探検をも、また中国遠征まで織りこんだこのスケールは、まさに荒唐無稽の奇談ではあるのですが、あること無いことをごった混ぜにしたこのアレクサンドロス大王伝ぬきにしてはまた、アラビア鉱物書もじゅうぶんには語れないと思います。

　とにかくアレクサンドロス13歳のときから、縁あって3年間、彼の教育係として当代随一の大哲学者アリストテレスがその任についたのは史実ですが、アレクサンドロス大王伝によりますと、大王の全遠征には神のごとき知者アリストテレスが同道することになっております。アリストテレスは、超人的な知恵をもって、すべての未見・未聞のものをすぐに謎解きでき、弟子にして大王であるアレクサンドロスにふりかかる危機・危険をいっさい予知できるいわば守護神でもありました。師は弟子に必要な知識をいっさい伝授し、当時のあらゆる魔術（史実上のアリストテレスは決して魔術を語らず！！）をも教えたといわれています。ソロモンの知恵、ヘルメスの奇術、ペルシアのオスタネスの魔術までも

第3章　アレクサンドロス大王伝との関連で

大王はアリストテレスから学びとったとなっております。そうした関連で、不思議な神秘的な力をもつ鉱物をも、大王は師の知識に啓発されながら次々に調査研究していたのだ、とアラビア鉱物書の著述者はきっと考えたにちがいありません。石に秘められた力は、植物に秘められたものよりもはるかに大きい、という信仰は、当時のアラビア世界の識者たちにはすでに定着した錬金術思想となっており、やがてそれがヨーロッパその他にも浸透していきました。このことについては、鉱物書と錬金術の章（第5〜6章）で考察してみたいと思います。

　人間、いや遍（あまね）き宇宙の万物に凝縮する宇宙意思、この意思の拡散が夢と想像をのせたアレクサンドロス大王の場合、その心を世界探検へ向けてどのように宇宙意思が駆り立てていったか、その史実はともあれ、実際に大王のペルシア遠征に同行したという例の有名な史家・カリステネスの名を次々にかりて、それらの大王伝が、どのような虚構のものであれ、とにかく千数百年の長きにわたって、大王も全く思いも及ばない世界を駆け巡ったのであります。現代に至っても多くの言葉に翻訳されたり紹介されたりしている現状を見聞（みき）きするにつけ、この自由奔放（ほんぽう）な大王ロマンの深い意味を、私どもは人間心性の深みにおいてとらえる必要があるかと思います。通称、英語で the romance of Alexander（ザ・ロマンス・オブ・アレクサンダー）、つまりアレクサンドロスのロマンス（ロマン）というのは、鉱物の場合、どうしても宝石と黄金の幸（さ）きわう国・インド、したがって大王の東方遠征へと向けられていきました。黄金の太陽の昇る方向の果てに、極東の日本、つまり黄金のジパングのあることが話題になったのはずっと後のことですが、私どもは大王伝から、まさに「宝石と黄金のあふれる国」のイメージをじゅうぶんに受け取ることができます。大王の時代の以前も以後も、千里・万里を遠しとせずしてインドからペルシアへ、さらにギリシアへローマへ

と、珍しい動物や絹織物や香料その他のものが続々と交易によってもたらされました。値のとても張る香料についていえば、あの学識並びなきテオフラストス（アリストテレスも顔負けの科学者的哲学者）も、その『植物誌』のなかで、「香辛料として用いるほかのすべての植物には、インドから運び出されて、そこから海を渡って送られてくるものもあるが、アラビアから来るものもある。……カルダモンとアモモンについてはメディアから来るという人もあれば、……ほとんどの芳香植物と同様、インドから来るという人もいる。香料として用いる植物はおおむね以下のとおり。……最も品質がよく最も香りのよいものはすべて、アジアや暑い地域で採れる。ヨーロッパ本土ではどれも採れないが、イリス（アヤメ属の植物）は例外である」と述べています。多くのアラビア人たちが交易の仲立ちをし、彼らがすぐれた学問・文化受容の素地をつくったことはよくわかりますが、改めて驚くのは（驚くことは全然ない？！）、私ども日本人には親しみのもてるインド伝来の吉祥天女像が、ポンペイの町から20世紀になって発掘されたことです。紀元79年ヴェスヴィオ火山の爆発で火山灰にうずまってから1860年後のことです。当時すでにエジプト経由で、ローマの商人は5ヶ月前後でインドに達し交易していましたし、ローマの金貨はインドに大量に支払われていたわけです。ことごとさように、1世紀また1世紀とたつうちに中国はもちろん、海路遥かな極東の日本にまで紀元7～8世紀にはインド・ペルシアの文物が到来したのですから、アラビア鉱物書の神秘的で驚くべき科学的・医学的効用も、スペイン・エジプトの西端から中国の東端まで、ペルシア・アラビア・インドを中軸に、不思議なさまざまな話題満載、尾ひれに尾ひれがついた奇っ怪なものに満ち満ちていたはずでしょう。が、そこは古代ギリシア哲学の抑制のきいた知恵（自然学）やエジプト・メソポタミアの金属技術、そしてシリ

ア・ペルシア・アラビア人有識者たちの多くの知見に支えられました。大きく羽目をはずしながらも、また試行錯誤を何度も何度も繰り返しながら、将来の学問・文化、とくに化学・医学などに大きく寄与できるものへと発展する素地を次々につくっていけたことを、私はかなり高く評価できるものと判断しています。

　それにつけても、Der Mensch irrt, solange er strebt（デア　メンシュ　イルト　ゾランゲ　エア　シュトレープト）（人間は、努力している限り、迷い誤りをおかすものである）、という若いころに目にした文豪・ゲーテの言葉が、終戦後まもないドイツ語初歩の私にとっては、どれほどの勇気を与えてくれたことか、私の衣服などを売って全12巻の子羊皮製の美しい表紙のコッタ版をすぐに買いとり、それ以来、5〜6年間ゲーテに心酔したのを昨日のように思い出します。人間はとにかく誤（あやま）ち易く、それは科学の場合も同様です。科学のなかの科学、最も精密精確であるべき物理学の多くの言葉も、例えば私どもが日常使っている原子、つまりアトム（Atom「それ以上は分割できないきわめて小さいもの」）は、現代の物理学では、さらに陽子・中性子・電子に分割できるもの、いわばトム（Tom「分割できるもの」）というべきなのに、いまだにアトムと呼んでいるといった、ちょっと冗談めいた不正確きわまる用語でもあるという具合です。

　現代、その目ざましい成果をあげているように見える科学・化学上の純粋生成物とそれらの人工的合成物といわれるものも、またいかに不自然・不健康なものとなる場合が多いか、等々のことについては、これまでもいろいろ述べてきました。が、同じく誤（あやま）つにしても、ただただ自然の石の神秘性を信じて追い求めた鉱物書、そこに出てくる多くの石（金属なども含む）の本性（自然性）と私どもの体内元素的な物質との互いに引き付け合う共感（英語でsympathy「同感、同情」）と、それに対する反感（antipathy「嫌悪」）の関係についても、次に少し考察してみることにしましょう。

37

人、心あれば、石また心あり

　この項目の題名は、「魚心に水心」、つまり「魚、心あれば、水また心あり」という諺(ことわざ)を人と石との共感におきかえてみたわけですが、共感・反感のことについては、鉱物書「序文」の後半部にも次のような一節があります――「さて、鳥、四足獣、海の生き物、その他の動物など、生物の本性を観察すると、その本性がさまざまであることがわかるだろう。そのなかには、お互いに愛し合う本性もあれば、外面的に似たお互いに憎み合う本性もある。われわれは、石の場合にも、あらゆる本性において同じようなことを認める。石の本性には、別の石の本性と親和する本性もあれば、別の本性を避ける本性もあり、また、別の本性に付着する本性もあれば、別の本性から逃げる本性もある。さらに、別の本性を変えたりする本性、別の本性を新たにする本性、別の本性を色づける本性もある」と。このような考え方は、アリストテレスの元素転換の考え方、そしてこれがアラビア錬金術の根幹的な考え方に通じていく重要なものなのですが、それは次章にやや詳しく述べさせていただくとして、ここではもっとずっと自然医学的なもの、つまり、人間は誤つことがきわめて多いけれども、自然は何にもましてはるかに信頼できるもの、その自然の声を無心に祈るようにききながら、敬虔な気持ちで感謝して従っていこうと意思する自然医学のほうに直結できそうなものをアラビア鉱物書中のいろいろな石の成分との関連も考慮に入れながら叙述してみたいと思います。つまり、人間的な欲望、それが自然を不自然に変革して大きく経済的に発展しようとか、その他、権威・学問的名誉・金銭優位のいわゆる物欲、3次元世界にのみ固執しようとする人間疎外の科学的思考をすべて捨象して、大いなる宇宙意思の自然

の声をきくことを第一義としての考察であります。

　かなり以前に私どもが手がけてきた「医学の父」ヒポクラテス全集の研究と翻訳、そのなかでいちばん心を惹かれたのが、現代の環境問題のせいか、「空気、水、場所について」の叙述、しかも、「太陽の昇る方に面して岩場からきらきらと湧き出る石清水がいちばん良い水である」という指摘でした。岩と水と太陽の美しい共鳴と溶け合いに心を打たれたのです。また最近、日本でもごく一部の人たちの話題になり始めたイギリスの医師・バッチの花治療薬38種のなかに、こともあろう野生の花37種に1つだけ、花ならぬrockwater（石清水）が加えられているのにも驚きました。早朝の雲1つない快晴の太陽の光の中で、開いた花のエネルギーをこの水の中に封印するというのです。さらに以前（前著『ヒルデガルトの宝石論』で）全文を紹介させていただいたヒルデガルトの一見奇妙な宝石療法、ここにも、たえず石と水との共鳴、口の中に宝石を含み唾液でそれを包み込むこと、その他、宝石を水の中に何日もつけておくこと、また湯気を宝石に当てそこからの滴りを料理の液汁の中に入れることなどが指示され、さらに各宝石がそれに共振するという太陽の熱・乾と水の冷・湿との適度な混和の様子なども語られました。そして、たえず神に祈る敬虔な人の心のことも。私どものアラビア鉱物書のなかにも、神のご加護をひたすら願い祈る言葉が、何十回となえられていることでしょう。

　かつてまた私は、俳人・芭蕉の「岩にしみ入る蝉の声」ならぬ「岩にしみ入る水の音」に無心にききほれながら、数々の温泉の鉱泉水を飲んだこと、また、1028メートル地下でやっと掘り当てたという鉱泉水を飲んだ経験のことも申しあげました（このときは、いささか私の心は疑念で曇らされ、うまくいきませんでした。『ヒルデガルトの宝石論』97頁参照）。とにかく、水（地下水、海

健康な成人の平均元素組成

元素記号		重量(%)	同左重量(g)	元素記号		重量(%)	同左重量(g)
酸素	O	65.0	45,500	カドミウム	Cd	4.3×10^{-5}	0.03
炭素	C	18.0	12,600	マンガン	Mn	3×10^{-5}	0.02
水素	H	10.0	7,000	バリウム	Ba	2.3×10^{-5}	0.016
窒素	N	3.0	2,100	ヒ素	As	$<1.4 \times 10^{-4}$	<0.1
カルシウム	Ca	1.5	1,050	アンチモン	Sb	$<1.3 \times 10^{-4}$	<0.09
リン	P	1.0	700	ランタン	La	$<7 \times 10^{-5}$	<0.05
イオウ	S	0.25	175	ニオブ	Nb	$<7 \times 10^{-5}$	<0.05
カリウム	K	0.2	140	チタン	Ti	$<2.1 \times 10^{-5}$	<0.015
ナトリウム	Na	0.15	105	ニッケル	Ni	$<1.4 \times 10^{-5}$	<0.01
塩素	Cl	0.15	105	ホー素	B	$<1.4 \times 10^{-5}$	<0.01
マグネシウム	Mg	0.05	35	クロム	Cr	$<8.6 \times 10^{-5}$	<0.006
鉄	Fe	0.0057	4	ルテニウム	Ru	$<8.6 \times 10^{-6}$	<0.006
亜鉛	Zn	0.0033	2.3	タリウム	Tl	$<8.6 \times 10^{-6}$	<0.006
ルビジウム	Rb	0.0017	1.2	ジルコニウム	Zr	$<8.6 \times 10^{-6}$	<0.006
ストロンチウム	Sr	2×10^{-4}	0.14	モリブデン	Mo	$<7 \times 10^{-5}$	<0.005
銅	Cu	1.4×10^{-4}	0.1	コバルト	Co	$<4.3 \times 10^{-5}$	<0.003
アルミニウム	Al	1.4×10^{-4}	0.1	ベリリウム	Be	$<3 \times 10^{-6}$	<0.002
鉛	Pb	1.1×10^{-4}	0.08	金	Au	$<1.4 \times 10^{-6}$	<0.001
スズ	Sn	4.3×10^{-5}	0.03	銀	Ag	$<1.4 \times 10^{-6}$	<0.001
ヨウ素	I	4.3×10^{-5}	0.03	リチウム	Li	$<1.3 \times 10^{-6}$	$<9 \times 10^{-4}$

注：重量％とは体重 70kg の人の重量％
（武者宗一郎著『見えざる恐怖食品汚染』より転載）

水、河川水など）と、その中にイオン化し共鳴し合っている金属・非金属の成分と、私どもの体の中で共鳴し合っている化学元素物質との共振が重要であります。体内のものを主として取りあげますが、これらはほとんどすべてがアラビア鉱物書中にある成分にほかなりません。

この成分表の必要以上の過・不足が人体にどういう不健康や病気をもたらすものか、最近では、かえって民間の心ある人たちに、ミネラルウォーターだ、微量元素だ、といった認識が高まってきていますが、それとの関連で１つ私はまた、ここ数年きわめて注目し脳裏から離れることのなかったトルマリンのことにここで触れておきたいと思います。

　私はもともと金儲けとかビジネスには全く縁がなく、いま問題にしていることも、水とか石、太陽の光りとか心なのですが、太陽光をとおしての色にも大変な関心がありました。だから色彩療法的なものにも、また二義的三義的にはなりますが、アラビア鉱物書に頻繁に出てくる鉱物の色の指摘にも大いに注目してまいりました。じつはトルマリン（普通「電気石」といわれています）に心をひかれ、それが決して忘れられない石となったのも、これのいくつかの原石が放つ不思議な色をとおしてのオーラからでした。これには何か私にとって手がかりとなる非常に重要なものが必ずあるにちがいない、最近ドイツから出たというトルマリン大研究の本もすぐに取り寄せてみなくては、と思っている矢先に、仮面経済大国・日本にふさわしいような、しかし私のような者にも無視できない数々の記事を、送られてきた本のなかに見つけました。いずれ、あらためてトルマリンは取りあげたいと思いますが、目下、私どもにとって大切な水を活性化するすばらしい微弱電流を永久に流しつづけるという科学的実験もトルマリンにはすでに行われているというのです。私の願いはこの石の心と自分の心が共に通い合いたい一心からなのですが、例えばアラビア鉱物書の第１章を飾る真珠、これが育つ海水の自然成分とか、胎児の母胎中の羊水の成分、さきにあげた地下水1028メートルから湧き出る鉱泉の成分（この成分は表にもあげた多数の微量金属元素や多くの活性酵素を含むミネラル水であり、海水や羊水などとの

関連で興味深いものです）など、自然にはすばらしいものが満ちているはずなのですが、私がとくに心のときめきを感じたトルマリンも、その成分は、可溶性珪酸（SiO_2）、可溶性石灰（CaO）、可溶性苦土（MgO）、同じく$Fe・K・Na・B$（Bはホウ素）、その他、弱アルカリ性効果などなどをもつといいます。それぞれが人体に対し、その活性化・イオン化にどれほどすぐれた効力をもつかについては、私がここで縷々説明することは差し控えさせていただきますが、とにかく人工化学的につくられていた塩化ナトリウム塩（NaCl）や蒸留水（H_2O）と、万物をはぐくみ養ってきた海の自然塩や生水（とくに石清水）とでは、何度も申しますように、同じく塩とか水といっても、健康上どれほどの大きな差があるか、21世紀の研究でおそらく急速に解明されていくことでしょう。

第4章　アラビア医学について

失明したアラビア医学者ラーゼスのこと

　アラビア医学界の最高峰とほめ称(たた)えられたラーゼスに触れる前に、ちょっとおことわり申しあげたいことがあります。はからずも私は、右眼の網膜中央裂孔手術を受けました。

　例のラーゼスは晩年（といっても60歳になるかならないかのころ）、そこひ（白内障、緑内障など）をわずらい、視力を失い、弟子や友人から手術を受けるようにすすめられましたが、こんな浮き世を見るのはもうたくさんと言って失明するに至ったといいます。歴史に残る業績をなしとげたラーゼスにくらべると、私は何十年も穴蔵(あなぐら)生活からやっと地上に出て、この70歳からせめて10〜20年間は、多少とも日の目を見る仕事を幾らかでも多くしようと決意して手術を受けました。つまり、科学史・博物誌の分野や、新しい21世紀に向けて医療革命の一般大衆的「草の根」の力強い一運動員でありつづけよう、と決意を新たにしたわけです。右眼の網膜の真ん中に大きな穴があいている、などということはつゆ知らなかった69歳の誕生日、あと1年に迫る満70歳以後にこそ、私は健康にも大いに留意しながら修行もして、大小とりまぜ百数十冊の本を書きあげようと意気込んでいたあの馬力を、今回の手術を大きなバネに、さらにより強く持続しようと考えたわけです。

　しかし前置きはこれぐらいにして、本題のラーゼスのことに話を移すことにいたしましょう。もう数十年も前に私がある錬金術書を訳したその本からの引用を主にしてラーゼスを紹介してみますと、――

　「通称ラーゼスという名前は、アブー＝バクル＝ムハ

المفلوج فله رايحة وصرير ورعد وطبعه البرودة المفرطة والرطوبة وهو
القمل والقردان وترابه يقتل الفأر اذا خلط بطعامها واذا اصاب الزبيب

النار

صعبة

منهما

وهو

عليه

الما

الصنخ

ويكون على سواحل السبخة يعين على سبك الذهب وينفع القم ويزيل

挿画は、古代ローマにおける医学・薬物学の7賢人（『ウイーン写本』）。
上段中央が古代ギリシャ・ローマ医学の集大成者ガレノス、左上段が
薬物学の大成者ディオスコリデス。医薬の技法を示したこの両人はま
た、後代のアラビア世界が仰ぎ見た2つの輝く星でもあった。

ムメド = イブン = ザカーリヤー = アル = ラージーという名の最後
の部分をラテン語にしたものである。このアル = ラージーという
名からもわかるように、彼はペルシア人だった。いったい回教圏
（イスラム世界）の有名な文人や科学者の大部分が生粋のアラビ
ア人でなかったということ、また初期にはその多くがじっさいキ
リスト教のネストリオス（ネストリウス）派の人々だったという
ことは注意しておいてよい」。

Parisiensis パリ写本(アラビア語)	Leodiensis リエージュ写本(ラテン語)	Monacensis ミュンヘン写本 (ヘブライ語)	Monspessulensis モンペリエ写本(ラテン語)
59. *N. Nuḥās (スハース(銅))	—	נחשת	—
60. *N. Raṣāṣ (ラサース(鉛))	—	עיפרת	—
61. *N. Zībak (ジーバク(水銀))	—	כסף חי	—
62. *N. Ḥadīd (ハディード(鉄))	—	ברזל	—
63. *N. Tinkār (ティンカール)	—	אלדנגאר	—
N. Ḥig̱. Mubhamat:		א׳ מפולמות:	
64. Misann (砥の砥石)		משחז לברזל	
		דמה לאבן	
		אלסנבאזג	
65. Ḥ. mitl al-Baiḍa (卵に似た石)			
66. Ḥ. fīhi Taḫṭīṭ (筋のある石)			
67. Ḥāsir (ハーシルと呼ばれる石)			
N. al-Murakkabāt:			
68. Usrung (ウスルンジュ(鉛丹))			
69. N. Zung̱ufr (ズンジュフル(辰砂))			
70. N. Isfīdāg̱ (イスフィーダージュ(鉛白))			
71. N. Zing̱ār (ジンジャール石(緑青))			
72. N. Ḥabt al-Ḥadīd (鉄屎)			

現存する主な写本(700種の鉱物から72種がえらばれて現存のパリ写本『アリストテレスの鉱物書』があるが、他の写本で欠落しているものは—で示してある)。ここでは全72種のうち59から最後の72まで。

「アル＝ラージーは、回教圏の偉大な百科事典作家として、また科学と哲学のほとんど全域を学んだ学者として、最初の人であった。彼は、医学と外科学のすべての問題に関して、さらに哲学、錬金術、数学、論理学、倫理学、形而上学、宗教、文法、音楽、チェス、碁に関して執筆した。彼の職業は医者で、その医学書は錬金術書よりも重要だった。その生涯は、回教圏の科学全盛期における科学者というものを描き出してくれる」。

「彼は、紀元854年に生まれた。この時期は、ヨーロッパでは学問が底をつき、アラビアでは若々しい興隆期を迎えていた。最初、彼は哲学を勉強し、また若いころは詩も書いた。彼は多くの科学者のように——ガリレイもその例だが——音楽のすぐれた演

奏家で、音楽の百科事典まで書いた。30歳のころ、有名な病院のあったバグダードへ旅行した。ここで彼は、もちまえの激しい知的好奇心から、主として医学の研究に転向したように思われる。こうして彼は、医学に生涯を捧げることになったのである」。

「彼の錬金術への興味は、若いころからあったらしい。彼はだれでも理論的・実際的な化学に精通しなければ、哲学者という名に値しない、と言ったとつたえられる。晩年、彼はそこひのため盲目になり、紀元923年ごろ約60歳で死んだらしい」。

「ただ一篇だけ残っている彼の4行詩には、きびしい響きが感じられる——

　日々朽ち果ていくこのあわれな姿は、

　私のやがて死ぬことを予告している。

　ああ、私は知らない、魂がいずこに赴くかも、

　この着古しのすり切れた肉体から、いつ去るのかも」。

「残念ながら、彼の錬金術書のどの一篇も、まだ直接アラビア語から翻訳も印刷もされていない。しかしその写本を研究することのできた人たちの概要や紹介によると、彼が非常に実際的で分別のある化学者だったことがわかる。彼は、数多くのギリシアの錬金術師の名を引用しているが、たぶん、その著作を直接か間接に知っていたのであろう。彼の書いた『秘密の書』は、化学物質を精、金属体、石、礬(ばん)類、ホウ砂、塩ときちんと分類している。彼は、蒸留器や昇華器や炉などを含めて、錬金術に必要な備品を述べている。さらにすすんで、いくつもの化学的操作、すなわち、たとえばアンモニアとある強酸を明らかに含む種々の有毒水の調整を論じている。また、煆焼、昇華、溶（熔）解、燃焼を述べ、最後には、表現はあいまいだが、エリキサと金と銀との製造を述べている。彼の著作は、はっきり理解できるとはかぎらないが、わざと隠したり、こういう種類の多くのテキストにある比喩や美

辞麗句をつかったりしたところが少ない。じじつそれは、科学者の著作である。が、彼は、理論でははっきり理解できない主題を取り扱っているわけである」云々となります。

　以上のとおりですが、ここで私は３つばかり指摘しておきたいことがあります。１つ目は、アラビア医学界をリードしたラーゼスが生粋のアラビア人ではなくペルシア人だったということです。これはアラビア医学の成り立ちを象徴している事柄で、次の「アラビア医学の成り立ちとその性格」で説明したいと思います。２つ目は、アラビア医学には錬金術的思考がたえず車の両輪のように密接に関連しているということです。錬金術思考とは、つまり化学技術的なものですが、私がアラビア鉱物書をご紹介するさいにも、その観点から、きまって化学的・医学的効用をうたいつづけてまいりました。このことは次章でやや詳しく説明させていただきます。

　が、次の項目に移る前に、３つ目としてさきのラーゼスの死生観に少し触れておきたいと思います。彼の例の４行詩の「日々朽ち果てていく肉体」をうたった絶望的内容のことについてであります。死と生を、生と死を運命づけられている私ども宇宙万物、さらに若さと老いを宿命づけられている私ども、しかし生命エネルギーの変転きわまりない永遠的な営みのなかに、宇宙意思（宇宙神）の深慮を感得するときには、神霊的なものに満ちた万物との共存共鳴の美しいハーモニーに、私どもは深い喜びを必ずおぼえるものだと確信しております。しかしまた、この喜びや安らぎが深ければ深いだけ、その対極としてある悲しみや苦しい悩みもまた深いという神秘的な矛盾を、私どもは決して否定できないと思います。深い悩みを告白する者には多くはそれに相応した深い喜びも与えられると私は究極においては楽観しております。ラーゼスがどんな信仰をどんな哲学的科学的信念をもっていたか、そ

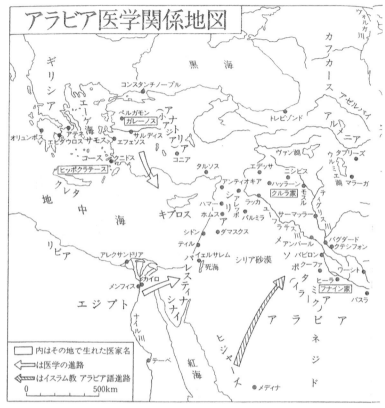

前嶋信次著『アラビアの医術』(中公新書、1965 年)

れをはかり知ることはできませんが、この地上での老いゆく肉体を魂との分離においてとらえることよりも、心身一如のいわば神的な原エネルギー的な共同体として汎神論的にとらえるほうが、絶望的な矛盾からは解放されるのではないかと思ったりいたします。ラーゼスが、どのような状況においてあの4行詩をうたったのか、などなどを思いながら、死にゆくラーゼスの心身の安らかならんことを祈りながら、その失明にも深く思いをいたす者であります。

第4章 アラビア医学について

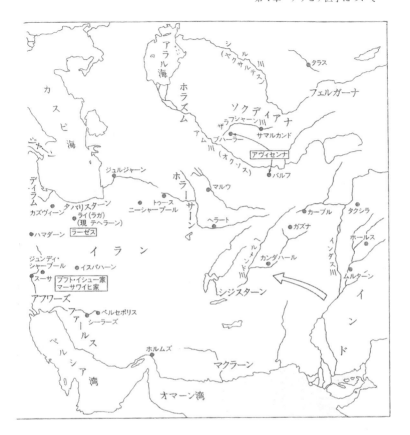

アラビア医学の成り立ちとその性格

　みなさんのなかには、すでにユナニ医学という言葉を耳にされたかたがいらっしゃると思います。中国の漢方、インドのアーユルヴェーダと並んで、広くイスラム教徒たちの医学システムをそう呼んでいますが、ヨーロッパではアラブ医学と呼んでいます。ちかごろ、ここ300年のうちにあまりにも急速に開発が進んだ人工的な西洋近代医学の暴走をチェックし、自然な健康を主眼とす

る何千年来の伝承（伝統）医学体系を見直す動きが高まってきました。しかし、その伝承医学関係の人たちまでが、ユナニ医学の由来とかその性格について、日本では（ヨーロッパでも）どうもはっきり認識していないようです。

　それはともあれ、いわゆるユナニ（Unani）という言葉は、「イオニア人の（Ionian）」に由来しています。古代ギリシアでは、本土から海を渡って小アジアの南西部に移住した人たちをイオニア人と呼び、この人たちのなかから、一般に「哲学の祖」といわれるタレスなど一連の自然哲学者たちが輩出し、また「医学の父」といわれる自然医学者ヒポクラテスもイオニア人で、イオニア方言で著作しました。

　こういうわけですから、ユナニ伝承医学の基本構成は、ヒポクラテス医学派の4体液論であります。ギリシアとアラビアでは風土も気質もちがい、ヴァリエーション的な相違が多少とも（ある場合にはかなり）できてくるのは当然ですが、身体をいわゆる物質と精神との統一体（心身一如態）、つまり自然（宇宙）のエネルギー的な4基本性質（熱・冷・乾・湿）で考え、各自の中にある自然の自己調整能力（いわゆる自然治癒力。普通使われるvis medicatrix naturaeは、それぞれ「力、癒し、自然の」を示すラテン語）に注目いたします。ここは当然、敬虔な「祈り」、つまり、こういう統一体を与えたもうた神への祈りがすべてに浸透しているはずであります。現にユナニ医療の処方箋の最初に多く見られるHowash Shafi（神が癒したまう）というペルシア語の言葉も以上のことを象徴しておりましょう。「神が癒したまう」という医術の主旨は、「近代医化学の父」パラケルスス（ドイツ）にも、「近代外科学の父」パレ（フランス）などの医学精神にも全く共通するものであります。ヒポクラテス医学には神への祈りは例の誓いを除いて出てまいりませんが、自然そのも

ののなかに神を見たヒポクラテスにとっては、全能なる神の人間への配剤は、当然また自然治癒力でした。

　ペルシアの処方箋が出てきたついでに申しますと、さきに「『アリストテレスの鉱物書』(アラビア語訳本)の成立」の箇所でその名をあげたジュンディ＝シャプール(昔のペルシアの都)は、いわばアラビア医学発祥の地だったのです。さきにその名をあげたラーゼスも、彼と医学界の双璧をなすアヴィケンナ(イブン・シーナー)も、ともにまたペルシア人でした。ペルシア人の活躍もさることながらアラビア医学はまずアッバース朝の翻訳事業(シリアの例のフナインが中心)から始まりますが、古代ギリシアのヒポクラテスの医学書、彼の医学を体系化した古代ローマのガレノスの厖大な医学書、さらにディオスコリデスの『薬物誌(マテリア・メディカ)』などなどが、主としてシリア語を介して次々とアラビア語に翻訳され、さらにその後、アラビア最大の首都となったバグダードには、ジュンディ＝シャプールの俊秀な医師たちが続々とそこに集まり始めました。当時の旺盛な東西南北の中間地帯の要衝にあったそれらの地域には、インドの要素も混入し、よく混淆し合ったためか、その後しばらく隆盛をきわめたアラビア医学は、現代のユナニ伝承医学として幅広くインド・パキスタンその他のイスラム圏でも実践され、現在の各政府機関から正式に承認もされ、近代西洋医学とも共存共栄しながら、21世紀医療の一役を担うべくがんばっているようです。

　さて以上のように、現代ユナニ医学へと伝承されていったアラビア医学の鉱物観の特色は、鉱物そのものにまで、温(＝熱)・冷(＝寒)・乾・湿の4基本性質を徹底的に当てはめていこうとするその態度にあります。

　以前、私が11〜13世紀の健康指針のことでアラビア医術の西欧(とくにイタリアのサレルノ医学)への影響を調べていたとき、

11世紀のアラビアの医師イブン・ボトランが書いた一覧表（アラビア語 taqwim（タクイーム）→ラテン語 tacuinum（タクイヌム））の影響が非常に強いのに驚きました。しかしじつは、そのなかでボトランが扱った植物の効能は、ほとんどが、例の古代ローマの薬物誌家である医師ディオスコリデスの『薬物誌』を典拠としていました。少し細かくみていきますと、温・冷・乾・湿のエネルギー的4基本性質が、例えば温の1度〜4度（数字が強くなるにつれて温の度合いが強くなる）というようにボトランのほうは細分化されているのです。これは、当のディオスコリデス『薬物誌』には決して見られないものでした。同じことは鉱物の場合にもいえます。ボトランの一覧表で鉱物は扱っていませんが、ディオスコリデスは、その『薬物誌』第5巻・1〜183のうち84〜183をすべて鉱物とその薬効の叙述に当てていながら、それらの基本的な温・冷・乾・湿の性質には全くといってよいほど触れていません。しかし私どもが問題にしているアラビア鉱物書には、ふんだんに基本性質（本性）の記述があり、ときとして、次のような細分化の記載も見られます——「9．アルマース（金剛石）：この石の本性は冷と乾の第4度にある」「10．スンバーザージュ（スミルゲル）：この石の本性は、第2度の冷であり、また平均して乾の第3度である」などのように。

どのようにしてこれらの度数がきめられていったか、はっきりしないことは多々あるのですが、とにかく純粋成分を作り出すまでには、蒸留純化を何回、いや何十回、いや何百回繰り返した（次章の「錬金術との比較考察」を参照してください）か、気の遠くなるような不断の操作の努力があったにちがいありません。アラビアでは、4基本要素はそれぞれ、例えば温そのものの元素をさえ作り出すと考えたようです。現に鉱物書には、さきにも触れた真珠のように、「温・冷・乾・湿が同じ割合で混和している」と

いわれるそのすばらしいバランス・調和のとれた石もあるのだ、と考えられました。こういう真珠の粉末こそ、いろいろな過

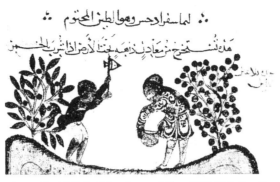

レムノス島での粘土（ディオスコリデス『薬物誌』第5巻・113のレムノス土は有名な解毒剤）の採取（ワシントンD.C. フリーア・アート・ギャラリー蔵）。

不足なく調節してくれるこの上なき薬剤ではないか、とアラビア人たちは考えたにちがいありません。この真珠薬剤については、またずっと古いインドの「乳海攪拌（かくはん）」神話伝説からつながってきているのでしょうが、とにかく、神は幾何学者であり完全調和・平衡の比率を数学的に実現したまう、という古代ギリシアの知恵の基本的な考え方が、ここアラビアの医学的鉱物書や錬金術書にもアラビア的に生かされたものだと思います。

　ギリシアやインドやバビロニアや中国などのそれぞれ独創的な考えを結び合わせて、うまくアラビア社会文化の糧を混和的に作り出していったもののなかに、アラビア数字（正確にはインド・アラビア数字というべきもの）や、算術・幾何学・三角法・天文学・代数学などなどがありました。が、ここではやはりポピュラーな代数学（英語でalgebra）に例をとりますと、algebraは直接にはアラビア語のaljebr（al-は定冠詞、-jebrは破損した骨などを再び結合すること）に由来し、アラビアの遺産分配（この場合はいちばん簡単な一元一次方程式で解く）の問題とも関連づけられますが、再結合といい分配といい、アラビア化学技術（→鉱物学、

錬金術、アラビア医学）と密接に結びつく事柄です。

　そうした比例配分・比率・調和などの問題が、人間も含めて万物の構成元素である４元素や、その４元素をさらに基本的に成り立たせているエネルギー的な要素として温・冷・乾・湿のあいだにもあることは、そのつど申しあげてきたとおりですが、この４基本要素を基盤にして心身一如態の徹底した医学理論を展開したのが、あのヒポクラテス信奉者のガレノスであり、この理論をさらにさらにすべて徹底して、鉱物にまで、いや、個々の元素・要素の純粋・精製にまで推し進めようとしたのが、ほかならぬアラビア錬金術師たち、なかでもその伝説的・象徴的人物ゲーベルだったと思われるのです。

　ゲーベルのことは後で説明することにして、ここではガレノスについてさきのつづきを述べます。

　さて、アラビア語に翻訳されたガレノス医学書のなかでも有名なものが、例の温・冷・乾・湿の４基本要素を扱った書物、その題名を日本語に訳しますと『魂の能力は身体内の温・冷・乾・湿の混合に依存する』という本になります。これによると、魂（霊魂、精神、心）も体（肉体、身体）も、いわば神的な４つのエネルギー要素に完全に左右されるわけであります。ヒポクラテスの自然医療を継承するガレノスにとっては当然、霊魂と肉体の二元論を唱えたプラトンのイデア哲学に従えませんでした。これらは現実態としての魂（プシュケー）が現実態としての肉体（ソーマ）より上位にあるからです。プラトン、アリストテレスの場合、上位にあるものが下位のものを統制するのに対して、ガレノスの宇宙観は、宇宙に瀰漫する４つの基本要素が、基本体として現代的にいえばエネルギーなり気なりオーラとして、文字どおりすべてを下から支え、力を与え養い育てているわけであります。これを一元論的というなら、これこそまさに一元的、または心身一如態ともいえるものでしょう。

この項目の初めのほうに、私はユナニ医学の心身一如態のことを申しあげましたが、４基本要素から４体液が生じて肉体、その４体液の混合から４気質（多血質、胆汁質、黒胆汁質、粘液質）という精神・心理状態が生じて、そこに４基本要素と調和的に配剤する自然の配慮としての自然治癒力が私どもに恵まれているとするならば、私どもは当然、過度の怒り、恐怖、苦悩、喜びなどの感情的ストレスをつつしみ、また食べ物・飲み物の摂り過ぎからくる体液のバランス・調和の乱れをコントロールするなり、休息・睡眠・運動・入浴に至るまでほどほどの節度を保ち、火（太陽など）・空気・水・土などの４要素その他の環境との調和、自然が恵みを与えてくれる動物・植物・鉱物との共存共栄などをはかっていく課題は、アラビア伝承のユナニ医学だけの問題ではなく、それぞれの地域で健康的に受け継がれてきた伝承医学、また地域ごとのすぐれた主食（例えば、日本であれば何よりも玄米食、ドイツであればスペルト小麦食、インドであればナン・チャパティ食、などなど）、長い歴史が生み出してきた各々のよき食餌法、その他に守られ、私どもの現代医学は医学で、これらさまざまなものにそれ相当の評価をして、しかもそれぞれの状況に応じた対応の仕方を考えていく必要があるでしょう。

　アラビア医学の成り立ちとその歴史的な経過、またその性格を、あるところはかなりとりとめもなく扱ってまいりましたが、とにかく、宇宙の温（熱）・冷（寒）・乾・湿といった基本エネルギー的要素を地球上の鉱物の本性にまで適応して、万物を共通の数値的評価でそれぞれにとらえようとした実験的研究のたゆまぬ努力は、まさに挫折・失敗・妄想・暴挙などの連続であったとはいえ、そのマイナス面は単なるマイナスではなく、さまざまなプラス面を医学・化学・鉱物学その他の領域にもたらしたことを否定することはできません。

第5章　錬金術との比較考察（1）

神への祈りと医薬

　アラビア鉱物書の冒頭が、「私の帰依する慈悲深き神の御名において」という神への祈りから始まっていることは、前にも指摘したとおりです。「神のご加護により石の効能があらんことを」という願いは、その後も繰り返し本の中で述べられています。私どもも、本章の記述が神のご加護によって、多少ともみなさんの心と響き合えることを、さらにそうなる幸運を祈らずにはおれません。

　幸運といえば、現代の数学でもラッキー・セブンがあります。7（セブンイコール）＝ 幸運というつながりは、数の神秘を説いたという古代ギリシアの哲学者ピタゴラス（例のピタゴラスの定理で有名）に始まったとも伝えられますが、もっとも古い旧約の創造の神だって、6日働きたもうて1日 (holy「神聖な」day「日」→holiday「日曜日」) 休息なさったということ、などなど、古代エジプト・バビロニア時代からすでに、7は神聖視されてきました。

　前章にとりあげたアラビアのユナニ伝承医学でも、人間を構成する7つの重要なエネルギー的機能が分類されています——（1）アルカン（宇宙構成要素と連動する一環としてのマクロ・ミクロ的な要素）、（2）ミザジ（個々の人間の気質を特徴づける精神神経的内分泌システム）、（3）アラクト（例えばヒポクラテス・ガレノス医学でいう4体液）、（4）アッダ（成熟した人間の解剖学的な器官）、（5）ルー（活性化した生命力）、（6）クワッ（体力的エネルギー）、（7）アッファル（肉体の生理学的機能）の7つです。が、それらの基本要素（以上では（1）がそれに相当）は、

كتاب الاحجار لارسطاطاليس

ترجمه لوقا بن اسرافيون

بسم الله الرحمن الرحيم وبه ثقتى
قال مفسّر هذا الكتاب أنّ ارسطاطاليسَ وصف في كتابه الّذى
نعتِ الاحجار فيه وجواهرها والوانها واجناسها ومعادنها فنعت سبع مائة

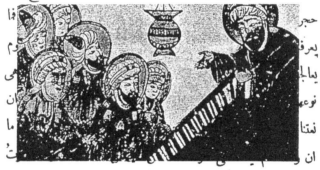

من ذلك ما ينفع | به الناس فشرحتُ نعتها في هذا الكتاب ينصرف
على صنفين من الفلسفة امّا احدهما في الصنعة وامّا الآخر فذاهب الادوية

神アッラーの予言者マホメット

鉱物にも人間にも全く共通する神的な4元素（火・空気・水・土）と4基本性質（温・冷・乾・湿）であり、ここにこそ、鉱物と人間との神秘的・医薬的共鳴もあるのだと考えられたにちがいありません。

　7といえば、その10倍の70、100倍の700までも、鉱物書や錬金術書には登場してまいります。700の例をあげれば、例の『アリストテレスの鉱物書』には、700もの鉱物をアリストテレスが実際扱ったのだと書かれ（そのなかからアラビア鉱物書は72を取り扱った）、さらにもっと興味深いのは、ラテン名がゲーベル、アラ

ビア名がジャービル゠イブン゠ハイヤーンというアラビア錬金術の伝説的開祖が行ったと伝えられる700回（?!）にものぼる水の蒸留実験（ただし蒸留の記載は鉱物書にはありませんが）のことであります。

　実際にこの蒸留を行うのは全く気の遠くなるような話であり、700回も行われたかどうかはきわめて疑問、いや不可能だったにちがいありません。現実の話が、ガラス器具にしても、今日のような良質ではなかったから、700回はおろか70回の蒸留でも、そのずっと前に何か事故が発生したでしょう。蒸留器が壊れるとか、炉が崩れるとか、その他の事故で作業が早めに止まってしまったことなどなどが考えられます。

　しかしとにかく、ゲーベル（ジャービル）がどういうことを考え、どういう目的でこの蒸留実験を行おうとしたのかを、次にみてみることにしましょう。

ゲーベルの錬金術 ── エリキサ（霊薬）のこと

　エリキサ（この記載も鉱物書には出てまいりません）の話は、すでに『中世宝石賛歌と錬金術』の「鉄のアルコールと生命の水をとおしての医薬錬金術への道」という項目で、言葉の由来を説明しました。ちょっとその繰り返しになりますが、いわゆるアラビア錬金術上の「エリキサ」（→英語のelixir「特効薬、万能薬、霊薬」。アラビア語ではal-iksir（アリクシール）、これはアラビア語の定冠詞alとギリシア語の「乾いた」を意味するxēros（クセーロス）の合わさった言葉）のことです。同書の第9章「実験の精神と抽出の作業について」において、とくに蒸留の説明をしたときのことです。そのとき私は、「賢者の石」という言葉にも触れ、「もともと賢者の石として、卑金属を貴金属に転換するために探究されたアラビア錬金粉末剤

のエリキサが、超微細な粉末状（石を粉末にする記載は鉱物書によく出てきます）の万能薬に転換していく背景には、……以前から不老長寿を錬金薬（練丹薬）に求めた中国・インドからのアラビアへの影響、その他、以上に見てきた蒸留器発達などがあげられると思います」云々と話をつづけました。この「賢者の石」とは、すでにおわかりのように英語にも導入された philosophers' stone つまり哲学者たちの石であり、ここの哲学者たちとは、もちろん古代ギリシア哲学者、つまりアリストテレスを代表とする哲学者群であります。アリストテレスが述べた「乾いた蒸発気」（→

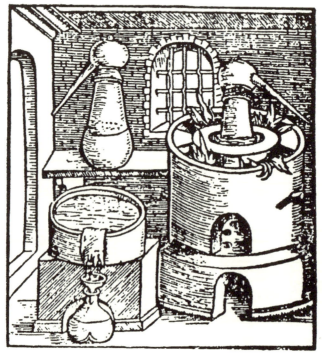

ラッセル訳『ゲーベル著作集』（1678年）のなかで図示された蒸留法

硫黄）と「湿った蒸発気」（→水銀）の発想が、アラビア錬金術、とくにその金属理論、つまり重要な硫黄－水銀理論（すなわち、すべての金属は、この哲学的硫黄と哲学的水銀の混合の割合如何によって決まる）となったことなども、すべて以前に触れたとおりですが、ここで見逃してならぬことは、古代ギリシア医学の偉大な集大成をしたガレノス（紀元2世紀）の存在です。

　ギリシア人、とくにその著書がアラビア人のあいだで非常に有名だった医学者のガレノスは、多くの病気は、温（＝熱）・冷（＝寒）・乾・湿という4つの重要なエネルギー的基本性質のどれか1つが多すぎる（同様に少なすぎる）ときにおこると考えました。もちろんこれは、彼より何百年も前のヒポクラテス医学派の考え方を、さらに体系化したものですが、とにかく、もし病人が、例えば熱の性質が多すぎて苦しんでいる場合、その病人には、冷の性質が勝っていると思われる物質で調合した薬が与えられました。そこで錬金術師ゲーベルも、これと同じようなことを試みたわけです。つまり、彼のいうエリキサ（錬金薬）という薬剤で、金属の粗悪さを治そうとしました。かつて紀元4世紀の昔、初期ギリシア錬金術の立役者だったゾシモスが、金属の変成を考え、また金人、銀人、鉛人といった人間の変成まで思考したことがありましたが、それにつづくギリシアの錬金術師も同様に、金属などの変成にあたり、混合物に加える「薬剤」（ファルマコン→英語pharmacy（「薬剤（術）、薬学、製薬業、薬局」）のことを述べています。結局ゲーベルは、金属の薬剤としての「最高のエリキサ」の考えをおおいに発展させ、変成の問題に取り組むさいの非常に組織的な方法、つまり、「釣り合いの方法」（ミーザーン）を発明しました。前にも申しあげたゲーベルの金属理論、すなわちさまざまな金属は硫黄と水銀との比率から各種類がつくられると考えましたが、また一方では、金属は結局、4元素すなわち火と空気

と水と土（極めて重要な4元素の記載は鉱物書「序」のところにあります）からできるもの、と彼は考えたのです。そして金属も、これら4元素の性質である温・冷・乾・湿（この4基本性質は鉱物書に頻出いたします）をさまざまな比率でもっているとしました。しかも1つの金属には、外面的な一対の性質と、内面的な一対の性質とがあると考えました。金と銀の場合には、それぞれ、温－湿（外面）と冷－乾（内面）、冷－乾（外面）と温－湿（内面）で、外面・内面でバランスがとれておりますが、銀を金に変えるには、その性質をいわば「あべこべ」にする必要がありました。錬金術師は、変成をおこすためには、ゲーベルに従って、温・冷・乾・湿の性質の比率を見つけだすことができる、としました。次に、この物体を他の物体に変えるためには、エリキサを加えることによって、もとの比率が調整できるとしました（こういう記載も鉱物書にはありません）。このエリキサは、金属のもつ過不足の性質を補正するために、正しい比率で結合された純粋の4元素からつくられたものであります。こうした定量的な思想は、きわめて科学的で近代的な感じがするとはいえ、実際は、実験室の測量で裏付ることはできませんでした。なぜなら、金属を火・空気・水・土のようなものに分析することはできなかったし、したがってこれら想定の4元素の比率も測定できなかったからです。

　ところが他方、有機物は、蒸留によって分析することもできました。多分これも、ギリシアからきた考えでしょう。例のゾシモスが卵を蒸留したように、ゲーベルも、あらゆる種類の動物性植物性の産物を蒸留しました。硇砂を動物の乾燥肥料から遊離して取るようになったのも、こういう蒸留をしていたからでしょう。これら有機物を蒸留したさい、彼は常に次のようなものを得ました。（1）水の元素（冷にして湿）としての液体。（2）燃えやすいもので、彼が油または脂と呼び、空気の元素（温にして湿）と

同一視したもの。これはたぶん、揮発性の燃えやすい、有機的な液体と気体の混合物だった。（3）火またはチンキと呼ばれる燃えやすい着色物質（たぶんタール）で、彼はこれを火の元素と同一視した。（4）乾いた鉱物質の残留物で、主として木炭。彼はこれを、土の元素（冷にして乾）と同一視した——というものです。

　ところで以上、想定の4元素は、おのおのカッコ内のような2つの性質をもっております。しかしゲーベルの目的は、ただ1つの性質をもつ「純粋な4元素」をつくることでした。そうすれば、例えば金属に冷だけを加えておいて、同じときには湿または乾を加えないでおくことができます。だから彼が欲したのは、冷にして湿である普通の水ではなく、冷であるがもはや湿ではない水でありました。そのため彼は、普通の水を蒸留したうえ、乾の性質が非常に強く、したがって湿の性質を取り除くことができると考えられる物質を加えながら、繰り返し蒸留したわけです。そうして何百回も蒸留を繰り返すと、水は塩のようにキラキラ輝いて固まる、と彼は述べています。彼によれば、これこそ純粋の元素であって、第一質料にそなわっている冷の性質にほかならなかったのです。同じような処置を他の蒸留物にほどこせば、温や湿や乾の元素も得られるが、場合によっては、700回も蒸留を繰り返すものがあるというわけです（以上のような記載は鉱物書にはいっさいありません）。とにかく、いろいろの試行錯誤があってそういう頭の中の計算が成り立ったのでしょうが、実験の水は、もともときわめてうすい塩水だったかもしれないのです。何回も繰り返された蒸留後に白く輝いて出てくる塩は、鉱物書によると「温にして湿」ではあるのですが、ゲーベルによると、内的性質があるいは「冷にして乾」だったのかもしれないでしょう。

　しかしそれにしても、よくもまあ飽きもせず純粋そのものの抽

出に挑戦するゲーベルの純粋志向主義には、それなりの必然的な理由が果たして考えられるでしょうか。私の勝手な推測かもしれませんが、とにかくゲーベルは、中世ヨーロッパの書物のなかで、「アラビア人の王ゲーベル」として登場している人物でありながら、じつはゲーベルの書物はほとんどすべて「純潔同胞会」(イクワーン゠アル゠サファー)と名のる会員たちが書いたものだということに、上記の理由を私としては関連づけたいのであります。この会は、宗教的な学問の点で、自然哲学者たちの秘密結社といった集団で、魂の浄め(→身体の浄め→心身の健全)のために科学の力を強く信じた結社だったと考えられるからです。とにもかくにも、ゲーベルという名は、彼が生きていたと考えられた時代から200年間というもの、アラビアのどんな著者もあげていないといわれるのが、最近の説なのです。それにゲーベルの名を付けた非常に多くの著作は、その大部分が錬金術に関するものながら、他に医学・天文学・占星術・魔術・数学・音楽などに関する科学の百科事典であり、さきの秘密結社の会員たちは現実に、学芸の百科事典を書いているからです。

　それにつけても、純粋元素・基本性質の蒸留法と数比・比率的配合によって万物を導き出そうとする理論的技法は、やはり古代ギリシアの魂の浄めを数の神秘と密接に関連づけたピタゴラス教団の秘儀宗教結社と共通するものを感じ、興味深いものがあります。

数による釣り合いの方法

　さていわゆるゲーベルなる人物が、錬金術師は、ゲーベルのいう「水」からは冷だけの元素を、また「油」からは湿だけの元素を、「土」からは乾だけの元素を、「チンキ」からは全体が温の元素

をつくることができる(こういう記載も鉱物書にはいっさいありません)と考えたことは、前の叙述から類推できることです。この最後の温(=熱)だけの元素については、それが透明体で、つや光りしていて赤いと述べている点からも、「賢者の石」の先駆的なものだったようで、この元素はおそらく、卑金属にはないが金には存在するものと考えられたようです。

　これら「純粋な元素」が手に入ると、錬金術師は、それらを指定の数比例に従って混ぜ合わせることを要求されます。そうすると、ここに適切な「エリキサ」ができあがり、これを、いくぶん複雑な手順によって金属に使用すると、ひきつづき金属の変成がおこることになるわけです。

　ところが、ゲーベルが唱える数比例というのは、私どもにとっては非常に奇妙に思われるかもしれません。ギリシア人は、例えば温と冷や湿と乾の変動を、「度合い」によって表わしましたが、量的な測定の手だてのもち合わせはなく、例えば「ケシは第4度の冷」の薬品でした。しかしゲーベルは、これをさらに苦心して改め、各物質に「対価」を与えたのです。だから金が1の値であれば、エリキサは5の値になり、それぞれの処理法の力も、特定の分数で示されました。例えば昇華は1／50、融解は1／200の値をもつことになります。そこでゲーベルは、これをもとにして例えば、

　　(金)1×(融解)1／200×1000＝(エリキサ)5

という方程式をつくり出しています。これから得られる結論は、1000回の融解は金をエリキサに変えるということです。こんな推理はほめられたものではありませんが、化学史上での重要性は認められています。これが前にも触れた「釣り合いの方法」(ミーザーン)と呼ばれるもので、量的な考察が大切であることを強調し、量の注意深い測り分けを意味していたにちがいありません。その

点で、これは、化学に定量的思想を導き入れるための役割を果たした、と考えてもよいでしょう。

　以上は、何らかの平衡の原理とも考えられ、こういう知的・情的平衡感覚が人間の精神（身体とともに）の浄化・安定・健全に寄与するところがあったのでしょうが、これに関連して、ここで音楽のことにも少し触れておきたいと思います。

　以上、ゲーベルのことではF・S・テイラー『錬金術師たち』（平田・大槻訳）の「第7章、アラビアの錬金術師たち」の訳文を跡付けしましたが、音楽のことでは、同じく、J・ケプラー『宇宙の神秘』（岸本・大槻訳）の「第12章、獣帯の分割と星位」の一部を引用することにいたしましょう──「ここで、さまざまな和音そのものと弦の長さとの数比をよく見ていただきたい。次の［下の音階の］図では、1番下の音符はもとの弦全体の音を示しており、1番上の音符は弦の短い部分のほうの音を示している。1番下の数字は、弦をどれだけの部分に分けることができるかを表わし、他の2つの数字は、実際に分けられた弦の2つの部分の長さの比を表わしている。これらの音だけが、議論の余地のない明白な数値をもっているので、私には自然なものだと思われる。他の音は、すでに定められた音との一定の比によって表わすことができない。とい

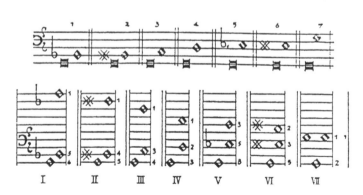

うのも、Fの音は、高いほうのCから導き出しても低いほうのBから導き出しても、それぞれ2つの音程が完全5度であるように思われるにもかかわらず、別の音になってしまうからである。だが本題に入ろう。第1の和音（Ⅰ）と第2の和音（Ⅱ）は、第5と第6の和音（ⅤとⅥ）と同じく、いわば仲間どうしである。なぜなら、これらの和音はみな不完全であるけれども、長和音と短和音の2つを組み合わせると、いつも協和して個々の完全和音とある程度等しくなるからである。また、これらの和音の比例数は互いに大きくずれてはいない。すなわち、第1と第2の和音は1／6と1／5だから、5／30と6／30になり、ただ1／30の差があるだけである。同様に、第5と第6の和音は、3／8と2／5だから、15／40と16／40となり、したがってただ1／40の差しかない。このように述べてくると、音楽においても、正立体の数とちょうど同じく、ただ5つの和音だけしかないのである。さらに、6・5・4・3・8・5・2の7とおりの弦の分割の仕方があるが、これらの数の最小公倍数を求めると、さきにわれわれが獣帯の分割について述べたときのように、再び120が得られる。だが、完全和音だけについていうと、4・3・2の3とおりの分割しかなく、これらの最初公倍数は12である。それはまるで完全和音のほうは立方体・正四面体・正八面体の四角形と三角形に由来し、不完全和音のほうは残りの2つの立方体の十角形に由来するかのようである。そしてこれが、立方体と音楽における和音との共通点である。しかしわれわれには、こういう共通点のある原因がわからないので、個々の和音をそれぞれの立方体にあてはめるのは難しい」と。

ちかごろ、心身と共鳴・共振・調和するいろいろなパワーセラピーが云々されています。アロマセラピーやハーブセラピーやストンセラピーやフラワーセラピーなどなどばかりでなく、色彩や図形や数に至るまで、それぞれの神秘的なパワーをもって私ども

の心身に響き合い、何ともいえない力をそれらが与えてくれることに、いろんな人が気づき始めました。

ところで、私が数や比やいわゆるピタゴラス・プラトンの正多面体とか音楽の和音（←数比）を引き合いに出しましたのは、例えば、今から800年も前の聖女ヒルデガルトの療法などもあわせて、今後の精神神経免疫学的研究その他によって、だんだん解明されていくことを望まれずにはおれないからです。

「釣り合いの方法」を求めて私は、かなりゲーベルの錬金術に多くを費やしてしまった感がありますが、ここでゲーベルのエリキサの働きに関連して、鉱物書からは真珠（ドゥッル）を取り出しそのすぐれた効能を少し述べてみたいと思います。

前にも触れましたように、アラビア鉱物書の第1番目にあげられた真珠については、「哲学者アリストテレスはこう述べる。われわれは、真珠とその性質を記述し、……真珠は、温と冷、乾と湿が同じ割合で混和している」というような記述にもあるとおり、きわめて「釣り合い」のとれた宝石であります。そのため、さきにあげた伝説的錬金術師ゲーベルは、「物体を他の物体に変えるためには、エリキサを加えることによって、もとの比率が調整できるとした。このエリキサは、金属のもつ過不足の性質を補正するために、正しい比率で結合させた純粋の4元素からつくられたものである」というように、釣り合いの平衡状態にない4体液（例えば血液は「温性にして湿性」のように、すべての体液が4基本性質で成り立っている）のバランスの崩れを、釣り合いのとれた真珠が補正するというすばらし医薬効果が鉱物書では指摘されているのです。「真珠の効能としては、心悸症に効くこと、黒胆汁（体液の1つで、冷・乾の性質）によって引きおこされる恐怖と不安にも効くことである。また真珠は心臓の血を非常に強く浄化してくれる。……」云々（うんぬん）のすぐれた効能が述べられております。

真珠がいわば現代のストレス医学などにも効能がある、というのは、真珠のもつ健全で安定したエネルギー波動が、他の不安定・病的なものにいい波動となって相和(あい)すことになるからでしょう。が、それはそれとして、また鉱物書中に出てくるもの、例えば「アルマース(金剛石、ダイヤモンド)は冷と乾の第4度」という表示にもあるように、これは非常に強い冷性・乾性を示すわけですから、反対に、強い温性・湿性をもつものに対しては相和する医薬効果が期待されるわけです。その他、さまざまな石の効能の叙述のこともありますが、それはまたの機会にゆずることにして、しまいに、1つだけ次のことを確認してこの章を終わりたいと思います。

　ゲーベルの錬金術について以上みてきましたが、アラビアの鉱物書と錬金術とはどう密接に関連し合うか、ということが次の問題です。みなさんはそれをどう判断されるでしょうか、また、その判断の決め手はどこにあるのでしょうか、次章ではそれらの点に注目して、鉱物書中の水銀とか硫黄(アラビア錬金術の花形的な存在)などにまずスポットを当ててみたいと思います。

第6章 錬金術との比較考察(2)

アラビア鉱物書のなかの硫黄と水銀、さらに鉛

 ところで、鉱物書の第26番目・硫黄(キブリート)のことは、次のような記述になっています(全文の和訳掲載)。

 「硫黄には多くの種類がある。そのなかには赤い硫黄がある。これは微細な物質でできているが、純粋に赤い色ではない。次に、純粋に黄色いもの、きつい匂いのある白いもの、これらの色すべてをもっているもの、などがある。赤いものは西方に、つまりアフリカあたりに、しかも海岸に見つかる。夜になるとそれは発火し、大きな火のようにその周囲にあるものすべてを照らす。数パラサング(古代ペルシアの距離単位で、約5キロメートル)も遠くを照らす。この石が鉱坑から産出するときは、そうした光は現れない」(第1節)。

 「癲癇の患者がこれ(燻蒸した硫黄)を鼻から吸うと、癲癇に効能がある。同様に片頭痛や卒中の発作に苦しむ患者に対する効能も大である」(第2節)。

 「硫黄は、金の析出のさいにさまざまに使用される。それは白いものを赤くし、色付けする。それは、似ている別の石に自分の色をおびさせる。白い硫黄についていえば、それは白いものを黒くする。金を薄く圧延し、硫黄と一緒に擦り、火に入れて熱すると、ガラスが粉末になるように、金も粉末になる。しかし、硼砂(ほうしゃ)で金を打ち延ばすと、最初の状態に戻る」(第3節)。

 「すべての硫黄は疥癬(かいせん)に有効である。産出地は泉であり、そこは硫黄の匂いがする。開いた傷口をもつ患者が硫黄の泉に入浴すると、時期がよければ、その人はよくなり、傷が治る。泉の水は、

نعت حجر يقال له شلشيت وهو يشبه القيشور ويقو على

وربما ضاده الريح وجرت الماء وتفرق بينه وبين القيشور انك اذا

بشى، وبات ليلة صبح صحيحا من علق عليه وزن عشر شعيرات من

الحجر اكبه هية قوية وحبّه الى من ينظر اليه وان سحقه مع شئ

الكبريت ا...يعلق با

والهبت فى

...نعت

والفضة بي...

...ييضه

...فيه زجا

وتكسر فاذ...

...الذهب الخا

المراة الس...

وان احتاج...

...واشد لبر

نعت حجر... ...لطيفة

الغلظ ولها وسخ وزنجار واذا طرقت امتدّت فاذا دخلت النار لا

　　下地になっているアラビア語は鉱物書第57番目の「金」に関する記述。
　　上にかぶさる記号は中世錬金術時代に使われた金のいろいろな記号。

腫れ物、皮膚の痒(かゆ)み、疥癬、長くつづく熱病、黒胆汁によっておこる病気に対して効能がある」(第4節)。

　「硫黄を何らかの鉱物と一緒にして、火の中に入れると、硫黄は、それを燃やす」(第5節)。

　以上、第1・3・5の各節は確かに、古代エジプトの金属技術からつづく初期ギリシア錬金術を受け継いだアラビアの化学技術(→錬金術)の数々を示しています。ちょっと目には、アラビア

第6章　錬金術との比較考察（2）

錬金術の特徴である硫黄‐水銀理論と直接結びつかないようですが、古代から錬金術は、金属の一種の染色術といわれるように、色との関係が深かったり、またその燃焼力において果たす硫黄の効力を無視するわけにはいきません。

　第2節と第4節の医薬的効果には、日本の温泉療法（その場合は硫黄泉）と瓜2つの興味深い記述も含まれており（アラビアでもきまって、薬物使用法の指標だった何百年も前のディオスコリデスには見当たらない記述）、それらは、医学的効用の勉強に熱心だったアラビア人の実地調査結果を示してはおりますが、あのアラビア錬金術的エリキサの哲学的な思弁は含んでおりません。

　それでは次に、水銀（ジーバク）の記述（第61番目）はどうなっているのか、やはりその全文をみてみることにしましょう――

　「水銀は銀であるが、害が銀に侵入し、その害が銀を液化したものである。半身不随の人のようである。水銀には、匂いや軋（きし）む音や震動がある。その本性は極度の冷と湿である」（第1節）。

　「水銀は、シラミとダニを殺し、水銀のすす状になったものを餌に混ぜると、それはネズミを殺す。水銀は火の熱に会うと蒸気になる。水銀が火のすぐそばにあるとき、人がそれに近づくと、体が不随になり、重い病気にかかってしまう。あらゆる動物は、この蒸気から逃げる」（第2節）。

　「雲母とマルカシーサー（白鉄鋼？）、この2つのいずれも、水銀に混ぜると、それらは水銀を固体にする。水銀は石の上を動くが、金だけは別である。金は水銀の中に沈み込むからである。また水銀は、金や真鍮の色を奪うが、その2つを熱すると、色はもとに戻る」（第3節）。

　アラビア錬金術の金属理論とその後の数世紀以上にわたる展開では、この上ない霊的存在と考えられてきたはずの水銀が、鉱物書では、「害」だ、「半身不随の重病にする」だ、などと悪態（?!）

をつかれっぱなしとは——これでは、誰しも首をかしげずにはおれないことでしょう。このあまりにも大きいギャップをうめるにはどう考えればよいかが問題です。何か重要な勘違いを鉱物書はしているのでしょうか。しかし、こういう場合、いつも指標となる例のディオスコリデスの『薬物誌』第5巻・110「水銀」の項には、やはりまぎれもなく、水銀の有毒性の指摘ばかりが目につきますし、古代〜中世・アラビア時代をとおして、水銀の有毒性は、おおかた誰しもよく認める事実であったことがわかります。ましてや、現代人も度重なる水銀中毒にはこりごりしているわけですから、よくわかるはずです。しかし反面、化学技術が進めばそれだけ、便利な水銀利用は現代になるとますます盛んになってきたわけでもあります。

　が、錬金術上の水銀の重要性について、古代からの中国錬金術（練丹術）での霊妙な水銀重視の強い影響などを、アラビア錬金術が何らか受けたのではないか、といったことを考える必要があるかどうか、いろいろと考察していくうえで、私どもは、どうしても硫黄・水銀以外にアラビアの場合は、やはりエジプト・ギリシア錬金術書との関連で、鉛のことを考えてみなければならなくなると思います。しかもこの鉛に対しては、鉱物書の記載は、ひとかたならぬ思い入れというか尊敬というか、そういった精神的・錬金術的気配をさえ私どもに濃厚に感じさせるものがあります。というのも、鉱物書の「序」は、鉛について次のように記述しているからです——

　「しかし、次のことは知ってもらいたい。この取るに足らぬ卑しいとされた2つの石のうちの1つ（鉛、ウスルブ・ラサース。これについては鉱物書・第3番・鋼玉(ヤークート)の項の一節も参照）は、悪臭を放つものの、叡智が秘められ、俗世からの解脱が示されている」と。

鉛（→水銀）を接点とする鉱物書と錬金術

　鉱物書「序」においては「鉛は卑しいもの」とされています。しかし、それにもかかわらず、そこには「秘められた叡智、解脱への道」が内示されているといいます。しかし、ここにこそ、「最も下なるものは最も上なるもの、最も上なるものは最も下なるもの」という宇宙万般に行きわたる錬金術の知恵、それを意識できる人間の哲学的・宗教的な知恵があるのではないかと思われます。

　また、錬金術は卑金属から貴金属が精製されていくプロセスを扱うもの、ということはすでに述べましたが、この「卑金属としての鉛」という一方的な言い方に対しては、上述のような錬金術の本質からすると、かなりの修正が必要であると思われます。

　確かに、初期ギリシア錬金術成立過程の重要人物だったゾシモス（紀元４世紀）の『神聖な業について』という論文には、彼の頭に去来する真夜中の朦朧としたカオス的な幻覚状態が語られ、そこに現われる鉛人が銀人〜金人となって解脱していく厳しい処罰のことが述べられています。「はっきりわかった。このようにして、人は鉛を投げ出さなければならないのだ」として、煮えたぎった容器の中での金属溶融、それら金属の変成を促進する白くて黄色い神聖な硫黄の水、といった金属浄化（人間精神の浄化の投影も含めて）のプロセスにおいては、鉛はまぎれもなく卑金属であり、それが変成・浄化してできる銀や金は貴金属であるのでしょう。

　しかし、錬金術３行程あるいは４行程の出発点としての黒い鉛については、次のことをよく考えてみなければなりません。

　すでに別の箇所で述べましたように、chemistry（この英語はドイツ語ではChemieでいずれも「化学」の意味）の有力な語源は、エジプトの豊饒な「黒い土（ナイル三角デルタの土）」を示す

chemi であると考えられ、錬金術では、「黒」は、そこからすべてのものが誕生してくる聖なる始原(エジプトのデルタ地帯の△は、ギリシア語の4番目字母の大文字体、これを▽とすれば、女性の陰部を指すことにもなります)の意味をもつようになりました。

　「黒」に関しては、古代ギリシアにおいても、有名な詩人・ヘシオドス(紀元前8世紀〜7世紀)の『神統記』における神々生成の冒頭に生じたというカオス(Chaos)も、またそこから生まれてくる夜も暗黒ですが、ここからまた光ある神的な宇宙秩序の世界が生まれてくれば、その母である資源の暗黒も当然、大きな畏敬をもってみられることになります。こうして錬金術はまた、暗黒な死からよみがえるエジプトのオシリス神話に結びつきました。つまり、紀元1〜2世紀を通じて、ローマ時代にもエジプト最高の密儀宗教の神としての畏敬を失わなかったオシリスは、その変幻自在の性質をもった金属「鉛」に結びついたわけです。この金属が、さきのゾシモスの刑罰的課業にもあったように、苛酷で暗黒な死の密儀をへて白く輝く銀に変化するというのも、実際には、鉛合金がもともと銀を含んでおり、灰吹法によってそれは銀へと新しい変化をとげたかのように見えるからなのですが、錬金術のセレモニーでは、聖なる数である3ないし4のプロセスをへて、輝く王者の黄金へと変えられていきます。その出発点となる黒からその白色化→黄金化→紫紅色化していく始原としての高貴な地位を鉛が占めるのも当然といえば当然でしょう。

　以上、鉛にまつわる歴史的経過の認識が、おそらくはアラビア鉱物書のなかの「鉛」記述となったものと私は思います。この鉱物書には、年代もちがう多くの人々の手が加わり、現存のものには、9世紀半ばには成立したはずのオリジナルな書物(現存せず)にはなかったものの、例えば金・銀・銅などの金属類の記述

第 6 章　錬金術との比較考察（2）

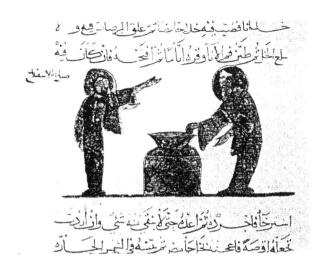

鉛白（鉛の炭酸塩。軟膏・膏薬用）をつくっている医師（1224 年のもの、ボストン美術館蔵）。

も、100 年、いやそれよりずっとたった後に書き加えられたものと考えられます。全 72 種類を取り扱う鉱物書のうち、金は 57 番目、銀〔フィッザト〕は 58 番目、銅〔スハース〕は 59 番目、つづいて錫、水銀、鉄とつづくのですが、どうしたわけか、鉛については独立した項目が立てられていません。もっとも、鉛からできる鉛丹（68 番目）や鉛白（70 番目）などの独立した叙述はありますし、鉛自体も、例の「序」をはじめ、他の項目のなかで多少とも言及はされているのですが。

他方、水銀のほうに関しては、これがどのようにして変幻自在な鉛にとってかわり、アラビア錬金術上に霊妙・重宝な地位を得るようになってきたのか、という歴史的な考察をすることに移っていきましょう。

まずは、オリジナルなアラビア鉱物書に大きな影響を与えたはずの紀元前 4 世紀の哲学者・テオフラストス（アリストテレスの

同僚で『石について』(ペリ・リトーン)の著者)のきわめて客観的で物静かな叙述から始めましょう。水銀の発見は紀元前ずっと前でしょうが、文献的には、これが最初の最も信頼できる叙述であると思いますから。

「(第8章・58節):辰砂(水銀の硫化鉱物で、水銀の原料)にも天然のものと人工のものがある。イベリアの辰砂は天然で、非常に硬く石のようである。コルキスの辰砂も天然で、絶壁にあるので弓矢で射落とされるといわれている。人工の辰砂はエフェソスの少し上の一箇所でだけ産する。そこにはケルメスナラの実のように輝く砂があり、これを集める。この砂を石の器の中で磨り潰し、銅の器の中で洗う。残り滓を取り除いて、再び磨り潰してから洗う。これには技術が必要である。同じ分量の砂からでも、多くの辰砂を作りだす人もおれば、少ししか、あるいは全く作り出せない人もいるからである。しかし、上部の洗い落とされたものは、とりわけ泥絵具(えのぐ)として用いられる。その下に沈殿したものが辰砂であり、大部分を占めるその上部のものは洗い落とされたものである。(59節):この行程は、銀山で働いていたアテナイ人のカリアスが発見し広めたといわれている。彼は、その砂が輝くことから金を含んでいると思って、集めて調べた。そして、金を含んでいないことがわかったが、彼はこの砂の色の美しさに驚いた。こうして彼は、この行程を発見するに至った。これは、それほど昔のことではなく、およそ90年前、アテナイでプラクシブロスがアルコンのときであった。(60節):以上のことから、技術は自然を模倣して独特なものを作るということは明らかである。あるものは実用のために、あるものは絵具のように単に外見のために、またあるものは水銀がそうであるように、両方のために、水銀にも何らかの有用性があるからである。水銀は、辰砂を酢と一緒に銅器のなかで銅のすりこぎでもって磨り潰して作る。

このようなものはもっとたくさん挙げることができる」（水銀に関する事項全訳）。

　坦々と語られる水銀、つまり「溶液状になった銀」（アリストテレスやテオフラストスのときは、まだギリシア語でchytos(キュトス) argyros(アルギュロス)と呼ばれていた）も、その激しい性質が認識され、とくに水銀硫化鉱物（ギリシア語kinnabari(キンナバリ)「辰砂」→ラテン語cinnabari(キンナバリ)（→英語cinnabar(シナバー)）のすばらしい薬効も注目されるようになると、文献上の用語もギリシア語一語でhydrargyros(ヒュドラルギュロス)（hydr-(ヒュドル)「水」・argyros(アルギュロス)「銀」）となります（紀元１世紀、ディオスコリデス『薬物誌』第５巻・110「水銀」の項参照）。この書物・同巻・109「辰砂」で、ディオスコリデスは次のように硫化水銀の効能を述べています——「ここで語ろうとする辰砂は、アフリカからもたらされるもので、高い値で売られ、あまりに僅少なために、画家が描線に彩りを添えるにも足りないほどである。これもまた重厚で深い色をもっている。そのためこれを竜の血であると思っている人々もいる。しかし辰砂は赤鉄鉱(ハイマティティス)と同じ薬効をもっている。つまり目薬としてよいが、収斂作用も強く、止血作用があるので、ハエマティティスよりもさらに効果的である。蠟膏とともに外用すれば、火傷や膿疱などを治す」と。

水銀（←鉛）と硫黄を軸とする錬金術と鉱物書

　さて水銀のことを、現代の化学元素表示でもHg（Hydrargyrum(ヒュドラルギュルム)の略←ギリシア語hydōr(ヒュドール)「水」とargyros(アルギュロス)「銀」の合成語）とすることは、みなさんご存じのとおりであります。が、英語のquicksilver(クイクシルバー)（原義は「生きている銀」、quickのui は、ラテン語のvita(ウィータ)「生命」やギリシア語の同じ意味のbiosのvi(ウイ)(ヴィ), bi(ビ)）と共通です。英語のthe(ザ) quick(クイク) and(エンド) the(ザ) dead(デド)「生者と死者」、vivid

「生き生きした」、biology「生物学」などの用語を参照)、そのもとのラテン語argentum vivum(生きている銀)、さらにギリシア神話のヘルメス神(「ヘルメスの術」→「錬金術」)に相当するローマ神話のメルクリウス(Mercurius)を用いたmercurius vivus(＝argentum vivum「水銀」)にみるように、水銀はますます「生き生きした」意味をになって登場してまいりました。mercuriusは、「商売人」を意味する英語のmerchantのmerc-と共通の言葉で、メルクリウスは、さしずめいろいろとあらゆるところを飛びまわる

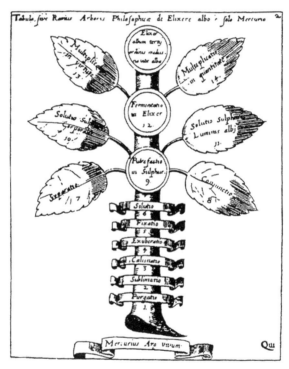

永遠なる水(メルクリウスの水、つまり哲学的水銀)によって養われる樹木、いちばん上に描かれているものは錬金エリキサ(1630年の『甦えったメルクリウス』から)。

第6章　錬金術との比較考察（2）

「商業の神」でもあります。ヘルメス神がそうだったように、神々の伝令・使者として、変幻自在に天上界から地上界・地下界を翼のついた靴をはいて自由に往来する神であります。はじめはいろいろな結びつきが定着していなかったのに、生き生きと姿を変えて（固体・液体・気体。気体のときはその姿ははっきりとは見えませんが）動きまわる水銀が、中世になると、はっきり「メルクリウス―水銀―水星」の結びつきとして定着してまいりました。水銀の不可思議な変幻自在の性質は、その後いろいろと研究がすすみ、とくに中世、アラビア時代に入るに従い、その医薬的な治療効果（とくに消毒・殺菌作用。鉱物書では、61番目「水銀(ジーバク)」、69番目「辰砂(ズンジュフル)」〈軟膏に入れると傷に対して効く〉参照）の重要性が認められるのとあいまって、その流動性は豊穣な女性的要素として、かつての錬金の豊かな産出技術を示す1つのシンボルとなりました。そしてこれは、硫黄の強烈な可燃的男性要素とあいまって、アラビア錬金術で独自な地位を確立するようになりました。こうして金属の溶融はとりもなおさず水銀的要素への移行であり、燃焼は硫黄化することであるとして、金属の始源をこの男・女2要素の結合・結婚に還元するいわゆる硫黄−水銀の金属学説ができあがったわけです（アリストテレスの2つの蒸発気の記載の影響については前述しました）。

　こういう素地があった上で、キリスト教に定着していた三位一体の思想から、近代初頭のパラケルススは、彼の思想のなかでも最も有名な3原質説を大きく全面に押し立てるに至ったものと思われます。彼はその創説者というわけではありませんが、とにかく古代ギリシアからの4元素説の向こうをはって、かえって4元素よりさらに根源要素としての3原質（硫黄、水銀、塩(えん)）を、大きく標榜するようになりました。近代初頭の人たちの心意気がひしひしと感じられるところであります。彼は、自然哲学者として、

81

医師として、万物がこの３原質をもとにして成り立ち、人間の健康をもこの３つの原質の調和からくるのだと説きますが、これによって古代ギリシア以来の４元素説が退けられたのではもちろんなく、それらの４元素は、３つの原質をもとにして成り立ち、万物はこれら４元素から生ずるというふうに、彼は自分の最大の医学体系書『オプス・パラミールム』のなかで説いています。硫黄は燃焼、塩は形態を保持するもの、水銀は液化・気化の原理というわけです。ところでちなみに、硫黄のギリシア名を theion（テイオン）というのは、「神聖な」に当たるギリシア語 theion（theios の中性形）（テイオン テイオス）と共通している、とアリストテレスの『断片』（δ：xxiv, 19. 937b）は伝えていますが、硫黄はとにかく非常に古くから知られていた重要・神聖な物質でした。

ともあれ現代化学に非常に進んだ元素観からみても、古代・中世・近代の知的感性がいくらか天才的に嗅ぎ分けた硫黄（非金属）・水銀（金属）・塩（塩類・有機物）は、それぞれが、硫黄は分子内の結合が共有結合、水銀は金属イオンと電子とから成る金属結合、塩はイオン結合といった最も重要な３つの化学結合方式を代表する３元的なものであり、ここにみられる万物と共鳴・共振する人間感性の鋭さがきわめて大切であり、私どもは今後も、現代科学の合理性に頼りきることなく、ますます鋭く強く直観的で結合的な感性を広め深め、合理性よりもそのほうを先行し基盤にしていかねばならぬと思う今日この頃であります。

さてここで、錬金術の精神・物質の象徴ともいうべき貴金属の金と銀、それらに作用する硫黄と水銀の密接な関係について、錬金術書と鉱物書はどうかかわり合っているのか、考えてみたいと思います。

硫黄や水銀が金とか銀にそれ相応の密接な関係をもつには、それら硫黄・水銀がどういう反応を金や銀におよぼすのかの問題が

大切であります。

　まずは鉱物書のなかの金（57番目）と銀（58番目）の項目をみてみましょう——

　金について——「金の本性は温と微細さである。金は銅と結合し、また金を白くする銀と結合する。ただし、銅は金の色を奪って自分の色にし、他方、銀は金を白くさせる。また、どんなものも、混ざることなく、……（ここの文は混乱により意味不明）。真鍮が金と接触すると、真鍮が脆くなり粉々になる。硫黄と白鉄鉱を金にかけると、金の本体が純化される。火も水も土も純金を損なうことはない。金をたずさえると、憂うつな気分をなごめる。人間の体に焼灼が必要なとき、金で焼灼すると、それは、体の回復にいとも容易に、体の治癒に最も力強く作用する」と。

　銀について——「銀の本性は冷と乾が同じ割合である。銀の微細なものは、粗いものと結びつき、汚れと緑青を含む。ハンマーで打つと、銀は延び、火にくべると軟らかくなる。金・銅・鉄のような鉱石のほとんども同様で、この銀の場合と似たようになる。銀が鉛や水銀と一緒になると、銀は腐食し、その土は銀を変質させる。鋳型に流し込むと銀は減り、硫黄は銀を黒くする」と。

　錬金術、つまり一種の金属染色術だとか、金が水銀の中に沈み込む、つまり水銀が金をアマルガム化するとか、などなどのことは、本章冒頭部分にご紹介した硫黄および水銀の項の全訳部分を読み返してくだされば有難いと思います。ともあれ、硫黄・水銀の技法が鉱物書のなかでは、錬金術作業そのものを直接に指示するとか理論を展開するとかではなく、どこまでも鉱物・金属の諸作用を錬金中心ではなく各鉱物・金属反応中心に述べるのがほとんどだといっても、錬金術での重要な技法は、そういう鉱物の反応結果があってはじめていろいろな鋭い創造的な理論化も可能になるのだと思います。

さて、本章を終えるにあたってこれだけは是非にと思うことがあります。つまり、本書第5章で触れた錬金エリキサの論述についてのことです。というのも、このゲーベルが書いたという論述は、現代の研究ではじつは、どうやらゲーベルの生存推定時（紀元8世紀）より500年以上も後の13世紀の著作であり、もとのものは、アラビア語そのもので書かれたというより、どうやらヨーロッパ人（おそらくスペイン人）がラテン語で編集した摘要ではないか、ということです。しかもこれは、アラビア期とそれ以前の実地の鉱物化学技術の知識を縦横に駆使しながらも、錬金術の最高の目的は金属（人間の精神などまで含めて）の不完全をなくして完全にすることにある、という哲学的・観念理想主義的な意図の強いものになっています。

錬金エリキサの本には、金を融かす王水の記述（鉱物書には見られないもの）も見られ、この金液や数々の鉱酸の発見が実現した13世紀以降は、数世紀の間、錬金術が及ぼすヨーロッパへの影響もきわめて強いものがありました。それはともあれ、アラビア医学・哲学者の双璧といわれたラーゼス（さきに紹介）も、1世紀遅れて出現したイブン・シーナーことアウィケンナ（英語読みはアヴィセンナ。あの有名な医学の大著『カノン』の著述者）も、錬金の秘密には

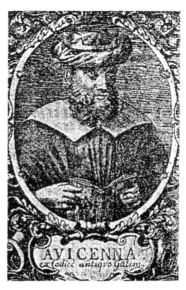

偉大なアラビアの星・アウィケンナ（978～1048年）の肖像画の1つ（オスラー『医学史』より）。

非常に心をひかれ、錬金術についても著作もし、後の錬金術家たちは彼らを依るべき権威者と仰いでいたようです。彼らは、「誰でも、理論的、実際的な化学に精進しなければ、哲学者という名には値しない」という考えをいだき、鉱物書的実地化学技術と錬金術書的理論を身につけた者が、真に尊敬される知恵ある哲学者であると考えていたと思われます。

　では、謎を秘めた五里霧中の錬金術師・ゲーベルなる人物の唱えた「水銀－硫黄の金属理論」とは、いったい何物なのでしょうか。しかし、それが実際は誰が書いた錬金術書だったにせよ、この理論は、むしろアラビアならぬヨーロッパ世界に侃々諤々の大議論を巻きおこし、後世に幾多の影響を与えた非常に重要なものなのですから、少しその内容にも触れておかねばと思います。

　すべての金属が女性的要素の水銀と男性的要素の硫黄から生まれるということの発想は、古代エジプトの金属技術、古代ギリシアの哲学思想（とくにアリストテレス）、シリア・ペルシア・アラビアなどに受け継がれ発展した鉱物化学の多くの実験技術、それに加えてインド・中国の錬金術など、多様な混和から出たいわばインスピレーションによるものだったにちがいありません。しかし何といっても、こういう霊感を受けながら、実験に実験を重ね、記述していったアラビア鉱物研究者たちの色を重視する染色的発想（アラビアに特有なものではありません）が、その主要なモチーフになっていたと思います。

　「金は、この上なく微細・精密な水銀と、赤く純粋で固体的でありながら変容しやすい硫黄とから成り立ち、金に色を付与するのは硫黄である。金のなかには、水銀が硫黄より多く含まれているため、金に対する水銀の作用はそれだけ強い。金は精製の過程で精密かつ固体的であるがゆえに、密度も大きくて重い」。

　「銀は、純粋で固体的であり非常に白い色をした硫黄が、同じ

حجر النوشادر النوشادر حارّ يابس وفيه ابيض وهو بعرف ادكى*
وطبعه اجتذاب الاشياء. وتاليف بعضها ببعض واحكـام الالوان اذا
القى فيها ،،

نفت حجر الزاج الزاج الوان كثيرة وجميعه حارّ مقبض وهو يسوّد
الاجساد* ويقطع الدم السائل من الجراح والرعاف غير اته يفسد العصب
ويشدّ المسترخي | واذا ادمن الانسان يغسل بآ* الزاج اورثه الحمى الصعبة ،،

حجر الشبّ هو من جنس الزاج ومعادنه كثيرة واجوده الغربي
واليمني* وهو صنفيّ الاجسام والصبّاغون يستعينون به على صبغ الاحمر
والاخضر وغير ذلك وهو يسوّد واذا سحق [به] وطلى به صاحب الحمى
الربع نفعه ،،

王水 (Aqua「水」Regis「王の」) の表示の1例：▽R，▽Rは水 (の落ちるさまを示す)、R は Regis の頭文字。

く純粋かつ固体的で明るく輝いている水銀と結合したときに生じる」。

「鉄は、固体的で土質である硫黄と同じく固体的で土質の水銀が混合したとき生じる。この場合の硫黄・水銀ともに不純で明るく輝いているものではないから、鉄は黒い色をしている」。

「銅の場合は、赤色で純粋でない硫黄、それも大部分は固体的であるが小部分が固体的でない硫黄が、不純なままの水銀と結合したときに生ずる。この場合は、硫黄・水銀ともに、どちらがどちらを支配するというような関係はない」。

「亜鉛が生ずるのは、そもそもがあまり固体的でなく、明るい色とはいえ、そう白くはない硫黄が、不純で部分的に固体的だったりそうでなかったりして、明るいとはいっても、純粋な色をしているわけではない水銀と一緒になったときである」。

　「鉛は、その性質からいって、亜鉛とそう区別されることはない。ただちがうのは、鉛が、硫黄・水銀の混合から生じたとき、亜鉛よりも不純な物質をもっている点である」。

　「金属の個々のすべての性質は、硫黄・水銀がそれぞれの場合にちがった調合になることいかんによって決まる。混合にさいして、固体的な硫黄の割合が多いと、その金属は融けにくくなる。固体的硫黄をより多く含んでいる金属はゆっくり融け、燃焼する硫黄を多く含んでいる金属は、融けるのが比較的早く容易である。金属の黒みがかった色合いは、とくに鉄とか銅の場合は、固体化せず燃焼してしまう硫黄が多いことからくる。一般に、金属が水銀を多く含んでおれば、それだけこの金属は高貴なものである」。

　金属は何よりも、その溶融性・純粋性・色彩が大切ですが、以上の叙述はそのかんの事情をよく示していると思います。

　しかし、以上の錬金術書中の金属描写と、その前にあげた鉱物書中の金属叙述とでは、確かにいろいろなちがいが見られます。が、鉱物書中のさまざまな鉱物が、その後の錬金術作業に重要な数々の役割を果たしていることから、この点を注目しながら、叙述をさきに進めてまいりましょう。

錬金術の対象となった鉱物書中の数々の鉱物

　さきほどから申しあげてきたことは、鉱物書のなかで扱われた鉱物（金属を含む）は、何といっても、主としてアラビアの博物誌的な観点から取りあげられ、そこがここの風土では、中国・イ

ンドからの影響もさることながら、とにかく広くアラビア世界（イスラム圏内）で好まれた化学技術的・医学的効用を主として論じられ、錬金術にはほとんど直接に言及することがなかったということです。しかしそれにもかかわらず、その後、数百年の錬金術作業でよく使われた鉱物が鉱物書のなかに数々あり、まずはこれらの叙述の紹介をとおして、鉱物書と錬金術の関連をどこまでも追求していくことにせねばならないでしょう。

　アラビア鉱物書で紹介された72種のなかから、叙述番号の小さいほうから順に錬金術作業上の視点から飛び飛びにそれらをピック・アップしてみます。

　まずは第22番目のキルス（石灰？）から──「われわれがさきに述べたように、石を灰化して硫黄を加えると、それは発火し、火の及びうるところにあるものをすべて焼き払う。人間がそれを飲むと、これは致命的な毒物で、肝臓を穴だらけにする。皮膚にそれを擦り込むと、皮膚を剥ぎ、皮膚を損なう。ヌーラ（カルク、しっくい？）を油と混ぜて擦り込むと、ヌーラは、どんな傷をも癒す。石灰は灰化すると、真鍮や金や銀などでできた壊れた容器を接合する。また、鉄とガラスもこれで接合する」と。

　灰化（ラテン語 calcinatio カルキナーティオー）というのは、80頁の挿し絵（『蘇ったメルクリウス』）の錬金術行程段階のなかの1つとして、どうしても欠かせない行程であります。

　次は、第24番目のマルカシーサー（白鉄鉱？）について──「マルカシーサーには多くの種類がある。そのなかには、金のマルカシーサー、銀のマルカシーサー、銅のマルカシーサー、があり、これらがその種類である。細かい粉末のようになるまでこの石を燃やして灰化したものは、物質をつくるのに使用される。少量の石を壺に入れて、硫黄と一緒に擦ると、それは金を純化する。水で冷やして鉄をマルカシーサーでこすると、発火する」。

第6章　錬金術との比較考察（2）

　ここでは「金を純化する」という箇所に注目しておきましょう。

　次は、第27番目のジルニーフ（石黄）について――「これには多くの種類があり、そのなかには赤いもの、黄色いもの、塵のような灰色のものがある。この石の本性は温である。キルス（石灰？）と一緒にすると、それによって毛髪が全く生えなくなり、肉が腐食し、人がそれらをとても服用できないような、2つの致命的な毒が生じる。石黄の種類のうち、赤色と黄色のものは脂肪分が多い。その一方を白くなるまで灰化し、次に銅を溶かして、硼砂を少し加え、灰化した砒素を投入すると、銅を白く美しくし、嫌な臭いを取り去る。それで、つまり石灰で歯を磨くと、歯にはとりわけ良好である」。

　石黄、つまり砒素化合物（ここでは硫化砒素）の強力な金属染色効果についてはゲーベルの錬金術書にも記述されているとおり、その名も auripigmentum（アウリピグメントゥム）（ラテン語→英語 orpiment（オーピメント）（「雄黄」）、文字どおりには「黄金の（auri（アウリ））着色料（pigmentum（ピグメントゥム））」という意味の三硫化砒素化合物、古代ローマの文献にも出ている有名なものであります。赤・黄・白と多彩な色をもって、アラビア、何よりもその後のヨーロッパ錬金術上の重用された黄色鉱物です。

　次は第44番目のミルフ（岩塩）について――「塩には多くの種類がある。そのなかには、白い石になるものがあり、クリスタルのような硬さがある。それから雪のようなものもある。塩の沼沢に生じるものもある。その塩には濁りと軟らかさがあり、いつも湿っている。それから、ナフサを泉に残していくものがある。それは水中を流れ、風に当たると石になる。その本性は温と乾であり、塩のいくつかは、温と乾に関して他のものよりも強度である。それは金を美しくし、銀を白くし、物質の汚れを洗い落とす。……」。

　文中に「石」（すぐ後に述べる〈固体化の原理〉と密接に関連し

ます）とか、「金を美しくし、銀を白くし、物質の汚れを洗い落とす」の叙述がありますが、塩（現代流の人工的化学塩NaCl「塩化ナトリウム」ではなく、化学塩とはまさに雲泥の差がある神秘な天然塩のエキス）は、アラビア錬金術を受け継いだ後のヨーロッパ錬金術では、非常に重要な固体化の原理となるものでした。というのも、アラビア錬金術の金属理論では、硫黄－水銀の２原質・原理が中心でしたが、ヨーロッパでは、中世末から近代にかけて、４大元素（火・空気・水・土）を基礎づける３原質（硫黄－塩－水銀）が定式化されていったからです。

拙著『記号・図説錬金術事典』で、私は塩（このシンボルマークは⊖）について、次のように説明しました——「物体の固体的原理を示すのが塩であり、これは、すべてのものが火によって焼かれるなかで、まさに最後まで物体の固体化を保って残留する物体的要素とされる。宇宙○の中に引かれる

岩塩（Sal「塩」Gemmae「宝石の」）の表示の１例：▫G、▫は固形物の代表シンボル、GはGammae「宝石の、石の」）の頭文字。

第6章　錬金術との比較考察（2）

横棒—は、その横たわる母なる受動的・静的な要素で、さまざまな形相を受容する第一物質である。……塩はあらゆる形をもつものすべての基礎となる。すべては、これの仲介か、硫黄♁と水銀☿との化合の力によるかで生ずる。物体を安定させる要素として、これは、無限の知恵の海からやってきた塩を、賢さと釣り合いとの象徴とする。……結晶化したこの物質が賢者の石の本体になる。これは、哲学者の信仰心から、永遠に精神を豊かにする万物の母となり、天上の処女に捧げられる。……ところで、記号⊖も示しているように、すべてのものは、その中に天地を有している。⊖は建築家たちの象徴にも使われる。中世の石工組合、その後身であるフリーメーソンたちは、この記号を水準器を指すものとして使う。この器具は、静寂、平静、情熱を和らげること、知的には実現できる釣り合いを指す。また規律・服従・受容力などもある。塩は相対する2つの光り（硫黄と水銀）が干渉し合ってできたもので、2つの光りが比較的安定した区域で凝集し、中性化する。このように塩は、内的な硫黄の膨張力によってふくらみ、外的な水銀の圧力によって、うまく釣り合いのとれた実体となる」と。

　母なる海、その結晶としての塩、男性要素の硫黄と女性要素の水銀の間にある中性要素としての塩、これの錬金術的意義については、縷々説明すべきことも多いのですが、とにかく人間が勝手にナトリウム・イオン（Na^+）と塩素イオン（Cl^-）とから人造の化学塩、つまり塩化ナトリウム（$NaCl$）をただ安易に便利に大量生産して、健全な人間その他、生物の生態系を乱したり、またさまざまな工業廃棄物で母なる海そのものを汚染するという、自然に対する不敬虔な心は、必ずやひどい仕打ち（報い）を私どもがこうむることになるのではないか、とおそれます。が、話をもとに戻して、一連の鉱物の叙述をつづけていきます。

　というのも次は、13世紀後半から、錬金術上、非常にかまびす

しく重要な話題として登場する王水（銀を溶かして金をも溶かすという驚くべき溶液）をつくる材料になる鉱物類を含めて、重要なものが続々と鉱物書に出てくるからです——例えば、第45番目のヌーシャーディル石（硇砂（ろしゃ））、46番・ブラーク（硼砂）、47番・ナトルーン（ソーダ）、48番・ザージュ（硫黄塩、礬（ぼん）類）、49番・シャッブ（明礬（みょうばん））、51番・イトミド（方鉛鉱、硫酸アンチモン、硫酸鉛）、52番・トゥーティヤー（酸化亜鉛、亜鉛華）など。しかし、これらの多くは、さまざまな医学的効用（皮膚、眼、熱病、潰瘍、骨折などに対する薬効）こそかなり多く記述されてはいても、金属に対する錬金薬的なものの記述は、そう目ぼしいものが見当たりません。せいぜい、「この石が物の中に投げ込まれたときに、色を濃くする」（45番）とか、「この特性は、あらゆる種類の固体を溶かすことである。つまり、溶解を促進させ、溶かし易くする」（46番）、「銀にこれを加えてその銀を鋳型に流すと、鉛の成分のために銀の溶解を早め、純化する」（51番）ぐらいなものです。

　が、しかし他方、例のゲーベルの錬金術書によると、同じ礬類（48番）、明礬（49番）、硇砂（45番）などが、王水製造に次のごとく重要な役割を果たすものになるのです。

　「キプロスの礬類（たぶん、硫酸鉄を含む硫酸銅）1ポンド、硝石2ポンド、イェーメンの明礬（硫酸アンモニウム）4分の1ポンドをとって、蒸留器が真っ赤になるまで熱して水を抽出せよ。……もしもそれに硇砂4分の1ポンドを溶解すれば、ずっと強烈になる。なぜなら、それは金と硫酸と銀を溶かすからである」と、まさに錬金術師たちの待望の王水（金水）が手に入れられたわけです。この処方は、化学的にいって全く妥当なものであり、こうして出来上がった硝酸に硇砂（塩化アンモニウム）を溶解すると、ある量の塩素を放出して、その結果生じる酸は、硝酸だけでは溶かせなかった金を溶かし、硫黄や銀をさらに急速に溶かすことが

できたわけであります（この酸がほかならぬ王水です）。

　ついでにここでもう1つ、ヨーロッパ錬金術（→医療・医薬）でその後、礬類、つまり硫酸塩（記号は♁）については次のような考察が進行していったことを、念のため申しあげておきます——♁は動物の生命の記号ですが、♁の中の縦棒（縦直径）は活発すぎる生命、水平の横棒（水平右半径）は不安定さを意味しておりますが、ただこの記号は、錬金術において何かある特定のものを示すことはありません。18世紀のメスマーは、錬金術から動物磁気（→人間の磁気療法）の概念を引き出した人ですが、彼はこの語についての成り立ちを次のように説明しています。つまり、「このラテン語 VITRIOLVM は、"Visita Interiora Terrae Rectificando Invenies Occultum Lapidem, Veram Medicinam"（大地の胎内を訪ねよ。それを精留することによって、あなたは隠れた石、つまり真の薬を見つけることになろう）という有名な句の各語の頭文字からできているのだ」と。これはつまり、内なる人間の自省とか、人間性の深い理解へ向かうということであります。私たちの人格の秘密の場所に閉ざされ、神秘的に閉ざされた哲学の卵の中で、私たちは精留したりして、密集する微粒子をその中から引き出すわけです。こうして見つけ出された石、つまり隠されていた石が、じつはほんとうの医薬として役立つのであります。

第7章　各宝石の叙述について

アラビア鉱物書中の宝石の数々

　アラビアの鉱物といえば、どうしても錬金術との関連云々が問題になります。そのため多くの紙面をそれに費やしてしまいました。興味深いのは、文化思想的にいっても当然そちらのほうですから。が、ここではやはりアラビア鉱物書成立の原点に立ちかえって、初期にその中核となったいくつかの宝石を、古代ギリシア・ローマ、中世キリスト教社会の宝石書との比較において少し叙述してみたいと思います。

　すでに真珠とダイヤモンド（金剛石）については、これまでのどの宝石賛歌の書にも見当たらないほどのアラビア鉱物書独特のユニークな叙述を、私は本書で紹介しました。それらには興味をもたれた方（かた）も多かったと思います。が、次に紹介する宝石類は、多くの不思議な効能をもつものではあっても、前二者のようなアラビア物語風の特有な面白さをもちあわせていないと思います。しかし、当時の人たちが心ときめかせながら、宝石のもついろいろなすばらしさを次々と伝え聞き、その石の魅力に引き入れられていった様子を想像しながら、新鮮な思いで紹介してまいりましょう。かつて異国アラビアからその秘密を知った、あのキリスト教国のマルボドゥス（紀元11世紀末）が、宝石賛歌732行を書きしるしたときのように。その後の冒頭の詩句（ラテン語→日本語）を再度とりあげてみますと、次のようになります——「アラビア王エヴァクスはネロ帝に書簡を送ったと伝えられる。／首都ローマでアウグストゥス皇帝の２代目として支配権を握ったネロ帝に宛てて。／さまざまな種類の石が、どんな名前で、どんな色

で、／どの地域がこれらを産するのか、あるいはどんな力が備わっているのかと。／私は、この作品を抜粋してまとめるべきだと思った。／短い形にして携帯に便利な小冊子にしようと。／これは、主に 私用(わたくしよう) にし、友人にもあまり知られないようにした。／秘密の事柄は、そのままにはとどまらず、一般の人たちの知るところとなるからである。／……／医師たちは石の助けを借りて病を追い払うといわれている。／石のおかげで、ありとあらゆる幸福が必ずもたらされると／著述家たちは述べる。このことは彼らの手によって検証されたという。／固有の神性が宝石に備えられているかどうかなどと、何人(なんびと)たりとも疑惑や疑念をもってはならない。／植物に与えられた力は大きいが、宝石に与えられた力は何にもまして大きいのだから」と。

　では、そのような思いを込めて、アラビア鉱物書の宝石整理番号・第2番目（1番目は真珠）のザバルジャド（エメラルド）をみてみることにいたしましょう──

ザバルジャド（スマラグドス、エメラルド）

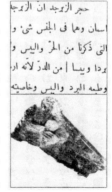

　「ザバルジャドとズムッルドとは同じものである。つまり、2つの石があり、2つの名前をもつが、種類の上ではそれらは同一物である。これらは、われわれが温と乾に関して述べたように使用すると、真珠ほどの作用はない。エメラルドは、西方の土地を除いてどこにもなく、冷性と乾性については真珠よりも強力である。なぜなら、エメラルドは土の性質をもち、金の産出場所の土の色をしていて、その石の本性は冷性と乾性だからであ

第7章 各宝石の叙述について

حجر الزبرجد ان الزبرجد والزمرد وهما حجران يقع عليهما
ن وهما فى الجنس شيء واحد وهما اقل فلا من الدرّ فى المذاهب
ذكرنا من الحرّ واليس ولا يكون الّا في ارض المغرب وهو اشدّ
ويبسا | من الدر لانه ارضيّ ولونه من الارض فى ،مادن الذهب
ه البرد واليس وخاصيته النفع من السمّ القاتل اذا شرب لنهشة
مّ ذات العصّ واللدغ اذا سحل منه وزن ثمان شعيرات وسقى شارب
قبل عمل السمّ فيه خلص نفسه من الموت باذن الله تعالى ولم يتمعّط
بشلح جلده وهو حجر اخضر شديد الخضرة واجودها اشدّها
رة ومن ادمن النظر اليها اذهب عن نصره الكلال ومن تقلّد به
ختم به دفع د　　　　　　　　　　　　حدوث الدآء
نُ على المولود　　　　　　　　　النظر ولا يشف
يٺ الزبرجد و　　　　　　　　　نصف الاحجار
يفة اذا وقع ال　　　　　　　　　كسره وكدر
واذهـ، انّـزادته واحدث، فيه نكتا سـودا وءـقا مـنا التكسـ،

このアラビア語はエメラルドについての叙述。図はエメラルドの代表的なカット。

る。これの特別な作用は、葡萄する虫に咬まれたり刺されたりしたときに、その致命的な毒に効くという。毒を飲んだ人は、その石を幾らか大麦8粒分の大きさにして入れ、それらをすり潰し、毒が体の中で作用しないうちに服用すると、神の御加護で死から彼の命を救い、毛髪と皮膚を失うこともない。エメラルドは全くの緑色をした石である。最も貴重なものは、最も濃い緑をおびている。この石をじっと見つめる者は、視力が弱くなる。また、この石を首飾りや印章付き指輪にして、癲癇発作がおこる前に身に

つけると、癲癇を防ぐ。その石は、生まれたばかりの新生児にも身につける。孔雀石はエメラルドに外見上似ているが、しかし、これは、ザバルジャドやズムッルドつまりエメラルドと一緒に同じ場所に産出する場合、この石はエメラルドを破壊し、色を損ない、光沢を失わせ、黒点と筋を亀裂に沿って生じさせる」と。

　以上がザバルジャドことエメラルドの全訳ですが、ここには、およそ250年ほど後に書かれた例のマルボドゥス（キリスト教司教）に見られた一種きわめて呪(まじな)い的な文句は見当たりません。例えば、マルボドゥスの、「この石は、隠れ場所を探す人たちに役立つという。／彼らは未来を予知し予言しようと望んでいるのだから」(150〜1行) とか、「この石は、嵐をそらすことさえできると思われている」(157行) というような記述のことです。しかし、すでに、古代ローマの有名な例の博物誌家プリニウス（1世紀）は、宝石にまつわる、以上のマルボドゥス的呪術の総本家(ほんけ)・ペルシアのマギ僧たちの考えを、マルボドゥスに先立つこと1000年の昔に、口をきわめて非難し如何様(いかさま)呼ばわりしました。ローマ人たちは、古代ギリシア人たちの割合純粋な学問的で冷静な観察眼で物事を見る態度に対して、何物をも人間の健康に役立つ医学的効用の観点に立ってみる実利的傾向の強い側面が目立ちました。だから、エメラルドに関しても、当然、医学的効用の面が目立つかと思いきや、どうしてどうして、エメラルドを見ることは「目にとてもよい効果がある」という描写（しかも後述のように、これが非常に長くも美しいエメラルドの色の賛美に徹しているのです）のほかは、全12種類のエメラルドのどこどこ産地のものがどうだのこうだのといった、その外面的評価談義が大勢(たいせい)を占めております。

　では次に、眼に対する効用の描写だけに焦点を絞ってプリニウス（『博物誌』第37巻のワン・カット・シーン）を見てみること

第7章　各宝石の叙述について

にいたしましょう。「宝石のなかで、（ダイヤモンド・真珠に次いで）第3位に指名されるのは、いろいろな理由からスマラグドス（エメラルド）である。見た目に、これほど心楽しませ安らぎを与えてくれる色はほかにはない。われわれは確かに草や木の葉をじっと見つめていたいと思うが、スマラグドスを見つめるのは、それらよりもはるかに大きな喜びである。これにくらべられる深くて濃い緑色をしているものは、ほかには決してないからである。そのうえ、宝石のなかで、これだけが、じっといつまで観察していても飽きることなく目を満足させてくれる。実際、ほかのものを注視していて疲れても、スマラグドスを見ると、視力がリフレッシュする。宝石を彫刻する人たちにとって、ほかのどんなものも、これほどに目の元気を回復させてくれる有難いものはない。緑の甘美な色によって、スマラグドスは疲労した心身を和らげてくれる。さらに、スマラグドスは離れてみると、それは、自分のまわりの反射する空気をその色に染めるために、実際よりも大きく見える。日向でも日陰でもランプの明かりのもとでも、かわることなく、いつも静かに輝いて、見た目には密になった向こうの端のところまで、視線が楽に届くようにしてくれる。水の場合が、そうしてわれわれを楽しませてくれるように。スマラグドスは、おおかたが凸凹の形をしているので、視線をそこに集めるようにさせる。以上のことから、スマラグドスが彫刻されることは禁じられ、そのままにしておくのがよいと布告決定された。それはそうと、エジプト産やスキティア産のものは、打っても傷つかないほど非常に堅い。それで、これらの平らに広がったものは、斜めにおくと鏡のように、物の姿を写し出す。そのためにネロ帝は、剣闘士たちの試合をスマラグドスの中に写して観戦したものである」（62〜64節）と。

　最近は、いろいろな療法のなかに色彩療法（セラピー）まであり、さらにそ

れを専門に心身を癒したり治療している人がいる、ときいております。だから私も、ちょっと長すぎると思ったのですが、プリニウスを引用してみました。プリニウスは、エメラルドについて、アラビア鉱物書の叙述の優に10倍は多く触れているのですが、目に対する効用の描写だけでも両者を比較してみてください。

さてアラビア鉱物書の色彩に対する関心の強さは、鉱物書・第3番目の宝石・ヤークート（鋼玉、コランダム）において、さらにはっきりしてまいります——

ヤークート（鋼玉、コランダム）

「鋼玉には3つの主要な種類がある。赤色のもの、黄色のもの、青色のものである。この種のいずれの石にも、色や外見は鋼玉に似ているが、しかし効力では及ばない石がある。赤い鋼玉（ルビー）は、非常に貴重で高価な石であり、同時に、それらの石に関して挙げられている医学的用途の点で非常に役立つ石である。この石の美しさと赤さは、火に入れて送風機の風にさらすと、いっそう増してくる。石に深い赤色をおびた部分があり、火に入れてその部分に風を吹きつけると、この色が石に広がり、その赤で石を満たし美しくする。それは、火に入れて風を吹きつけると、美しさを増す石なのである。鉄のやすりを使ってもこの石には効果がなく、石の表面には何物も付着することがない（赤いものも黄色いものも青いものも同じである）。黄色の鋼玉は、赤いものよりもかなりよく火に耐える。それに対して青の鋼玉（サファイア）は、耐火性はない。カルカンド石も鋼玉に似ているが、や

はりこれもまた。鋼玉の類ではない。われわれが説明し記載した３種類の鋼玉の１種類どれでも、首飾りか印章付き指輪として身につけていると、ペストが猛威をふるっている土地にいても、ペストから襲われたときは、その石が守ってくれる。石の持ち主は、人の目に立派にうつり、自分の望みを満足させることがたやすくなる。すべての鋼玉の本性は熱（温）と乾である。…（欠落）…」のように。

　色の美しい変容もさることながら、「ペストから襲われたときには、その石が守ってくれる。云々」という宝石マジック（英語magic←プリニウスのいうペルシアのmagus「マギ僧」たち）は、ここアラビア鉱物書にも少しは登場してまいります。しかし、これがさきのマルボドゥスの医学的宝石賛歌「サファイア」の項になると、「これを携える人は、いかなる犯罪の害も受けることが決してない。／…／人々の言うところによると、この石は捕らわれた人を牢獄から導き出す。／閉ざされた門を解き、かけられた縄を解く。／…／また平和を回復させるのに役立つ、といわれている。／降神術には他の石よりもずっとこの宝石が適しており、／…／この石はいろいろな身体の病気を癒してくれる。／…」のように盛り沢山になります。しかし、例のプリニウスには、そういったマギ僧的呪術に対する言及はありません。ただ、サファイアによく似たジャスパー（碧玉）に関する彼の叙述（118節）で、またしてもマギ僧たちの「この石が民衆演説家に役立つ」などといった欺瞞的発言を冷笑しております。

　ではまた、次々と美しい色の石とそれらのもつ効能書きを紹介していきましょう。鉱物書・第４番目の石とは──

バシャジッュ（柘榴石）

　「これは赤い石であるが、鋼玉とはちがった赤色である。鋼玉は、煙の出ている火の赤色に近いからである。またこの石は、鋼玉ほど熱性ではなく、乾性でもない。その産出地は東方にある。鉱坑から産出したときには、それは暗色で、その中には何らの光線もない。だが、石の研磨工がそれを磨くと、この石は輝き出し、その美しさが現れる。大麦の粒20個分の重さの柘榴石を身につけると、睡眠中に悪夢を見ることはない。この石に太陽光線を吸収して、それを見つめると、その人は視力を損なう。赤色が最も濃く、最も光沢のある柘榴石が最良のものである。この石を頭髪に擦ると、石は薪屑や藁を引き寄せる。この石は、別の石、すなわちマードバジナージュという別の石に似ているが、しかし後者は、柘榴石よりも明るい赤をしている」のです。

　次の5番目の石は——

アキーク（紅玉髄）

　「紅玉髄には、多くの種類がある。産出地は、西方の地、イエメン、フェニキア、ローマ人の国である。最良のものは、その赤色が鮮やかなもの、その黄色が澄んでいるもの、その色に光沢があるものである。紅玉髄のなかには、あまり美しくないものもあり、そ

の色は肉汁のような色で、その中には目に見えぬ白い筋がある。この種の石を印章石として用いる人は怒りが鎮まる。この石は出血を止め、しかも、月経があまりに長引く婦人には、とりわけよく効く。粉末にしたものは、歯磨き粉となり、虫歯を取り除き、歯根から腐敗した血を引き出す」とあります。

次の6番目は――

ジャズゥ（縞瑪瑙）

「縞瑪瑙には多くの種類がある。2つの産出地、（東方の）中国と西方の国からもたらされる。両産地のもので最も美しいのは、西方産のものである。ある石は、黒や白が交互に現われる。それでも淡黒の色は現われない。また、緑色と黄色が混ざって産出するものがある。さて縞瑪瑙を印章石として用いる人は、多くの心配事を抱え込み、悪夢を見るようになる。この石を身につけた子供は、流涎症（唾液の分泌過多）をおこす。容器として使用した人は眠気がなくなる。この石は非常に堅く、その本性は冷と乾である。この石を粉末にして鋼玉を磨くと、鋼玉は美しくなり、その輝きは際立つ」とあります。

次の第7番目は――

ダフナジュ（孔雀石）

「孔雀石は、エメラルドの色のような緑の石である。これの本性は冷性である。鉱坑のなかの銅に作用して、その内部で形成す

103

る硫黄の蒸発物が発生するとき、この蒸発物は緑青のように上昇する。また、大地がこの蒸発物をしっかり含んでいる場所にくると、薄い被殻状の鉱石を次第にゆっくり形成し、固くなり石になる。孔雀石には多くの色をもつものがあり、そのなかには、濃緑色のものや、縞のついたもの、孔雀の羽のようなもの、淡緑色のもの、千差万別である。石片が地中で一層ごとに生ずるように、これらの色彩が同じ石片に認められることが非常に多い。この鉱物は、まさにエメラルドが金抗にのみ産出するのと同じように、銅坑にのみ見つかる。これは柔らかい物質でできた石である。数年が過ぎ去ると、石の輝きは次第に失せて消える。石を口のところにもってきて、人がそれを吸い込むと、石は害を及ぼす。そして或る形がこの石に刻印されたり、あるいは石に記されたりすると、それを拭い去らなくても、しばらくして消滅する。この石を服用すると解毒剤になり、また、サソリの刺し傷に塗りつけると、痛みを鎮める。7匹のハエを捕まえて、それらを孔雀石で磨り潰し、スズメバチに刺されたところをそれで塗ると、刺し傷に強く擦り込んだ後、痛みが止まる。石を粉末にして、酢で湿らせたもので擦り込むと、身体の表面に黒胆汁を出させるものを必ず追い払う。この石は、頭や身体の膿瘍に対する特効薬である。これは、きれいな空気のあるところでは、きれいな色を出す石であるが、空気が濁ると、石の色も濁る。毒を飲んでしまったら、銅に生じる孔雀石を少々服用すれば、解毒剤として作用する。しかし、毒を飲まなかったのにこの石を服用すると、石は有害なものとなる。金はハンマーで砕かれるものだが、この石を粉末にして金に振りかけると、金は非常に堅くなり、砕けることはない」となります。

第7章　各宝石の叙述について

次の第8番目は——

バーズフル（ベゾアール、解毒石）

「この石は、ギリシア語で或る名前で呼ばれているが、その意味は「毒の駆逐者」である。これは、高貴で高価な石であり、肌触りが滑らかで、熱の本性が非常に強い。石の特別な作用は、どんな種類の毒にも、すなわち大地の植物の毒にも、咬まれたり刺されたりしたときの毒にも、同様に効くことである。毒は、冷や温によってではなく、その特性によって死の原因になるという。なぜなら、毒は心臓の血と肝臓の血に作用するからである。毒が心臓と肝臓に達するとすぐ、その2つを調理した肉のような1つの塊に変える。さらに毒は、血がまだ液状の血の管に入り、血を凝固させ、精気の出口を塞ぎ、油が水の表面に広がるように、身体に拡がる。毒が拡がって痛みが加わらないうちに、即座に治療薬を服用させると、つまり、大麦12粒分と同じ分量のものを、ヤスリによって削りきれいにした解毒石を粉末にし、毒が体内に入った人にそれを服用させると、神の御加護で石はその人を救い、発汗作用によって患者の身体の血管から毒を追い出す。この石の色は多様である。だから、黄色の石や、塵のような灰色の石や、白と緑の混ざった色の石がある。最もよいものは、全くの黄色のものであり、次によいのは、塵のような色のものである。産出地は、中国、インド、東方、ハラサンである。最良のものは、東方産のものとハラサン（イラン東部）産のものである。たくさんの石がこの石に類似しているように見える。それらのなかにはクブーリーや大理石があ

る。この石を首飾りや印章指輪として身につけ、服毒した人の口の内にこの印章指輪を含めると、石はその人に効き目がある。また、この指輪の石を、サソリやヘビやスズメバチの刺し傷に当てると、これらの傷に全く顕著な効能がある。石を粉末にして刺し傷に散布すると、石は自分に毒を引き寄せてその傷を癒す。崇高なる神の御加護によって」ということです。

次の第9番の金剛石（ダイヤモンド。既述）と第10番の金剛砂をとばして、次は第11番目のトルコ石の叙述に移ることにいたします。

フィールザジュ（トルコ石）

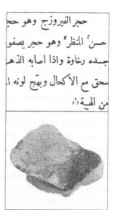

「これは、緑色の石であるが、青色が混ざっている。この石には、見た目の美しさによって際立つものがある。それは、空気が純粋ならその色も純粋であり、空気が濁っているとその色も濁っている、という石である。石の本体には柔らかさがある。溶解した金がこの石と一緒になると、金はこの石からその美しさを奪う。この石は、目の粉末薬に混合すると、いっそうよく目に効く。石の色は、心配事をしょいこんだ人を喜ばすが、しかし、石を王様の服装に使用することはない。なぜなら、この石は王の威厳を損なうからである」と。

次の12番目は――

第7章　各宝石の叙述について

ラーズワルト（ラピスラズリ）

　「この石の本性は冷と乾であり、軟質である。色は美しい。金と結合すると、それを熟視する人の目には、金とその石ともに美しさが増大する。両者ともにその色を変えることはないのに。この石はコール（目の粉末薬）に入れると効能がある。石を少々、石炭の上に置くと、その石と同じような色合いをした「炎の舌」がそこから出てくる。そして、石が灰化すると、炎はそのなかに隠れる」とあります。

　次の13番目は――

ザブフ

　「この石は、東方の国、インド、それに接する地域からもたらされる。石は深みのある黒色で不透明であるが、表面は輝いて非常に軟らかい。人の視力が、老年とか、あるいは何かの偶然によって弱まり、そのため、目の前のあるものが、雲とか蠅、霧のように見えるとき、――これは、水が上に流れること、つまり底翳（内障）の始まりであるが、――そのとき、ザブフでできた鏡を用いて、目線をこの鏡の上に注ぐと、石はその人の視力を癒し、神の御加護により病気を治す。この石はまた、目の粉末薬に調合すると、有用である。身体が癩病におかされた患者は、ザブフの入った布切れを印章として使用すると、その人たちのこの病気を治す。そ

107

の石を見つめると、崇高なる神の御加護により、石は弱い視力を強化してくれる」と記述されています。

次は 14 番目の石——

アンバリッシュ（琥珀(こはく)？）

「これは、塵のような灰色や緑色に当たる色をもつ石である。しかしそれは光沢がなく、内部に黒色や黄色の粒がある。さらに、これに似た石がある。王たちは、その石を高く評価し、酒杯や香をたく容器をこれでつくらせる。彼らはその石を琥珀に比する。それは、本性が冷と乾の石である。この石でできた酒杯で飲みつづけると、黒胆汁がその人に対し影響力をもつようになる。香料に対して、この石でできた容器は、その物質が堅くて冷たいので効果がある。というのも、この容器の中では、香料の匂いが何日も失われずに保たれるからである」とあります。

宝石について若干のコメント

みなさんは、それにつけても延々とつづいた色石の叙述にさぞ、やはりうんざりされているかと思います。しかし、アラビア鉱物書ではとくに、石の最も重要な性質（いや本性的なもの）・種類を示すのに色は欠かすことはできません。その色に関して、さきの色石のなかの孔雀石（第 7 番目）のことを少し述べてみたいと思います。

孔雀石は、現代鉱物学上でも有名な塩基性炭酸銅からなる緑の

色石で、アラビア鉱物書にも明言されているように、銅鉱床中に見出される飾り石であります。色とりどりの目の覚めるような色彩をはなつ炭酸塩・硫酸塩類について、その1つ1つの歴史的由来を述べることは、ここではできませんが、こういうものが、後のヨーロッパ錬金術の鉱物薬剤の分野では、非常に重要な意味をもって登場することを見逃すわけにはまいりません。銅や鉄、亜鉛、その他の金属元素が微量元素として、人体に大きな影響をもつことが近年話題になってまいりました。それらの機序の内奥の秘密はわからず、現代科学にはただ表面的現象の一端がわかるにとどまっていますが、今後の生物物理学、波動力学、医用電子工学などの研究から少しずつ深まっていくことでしょう。アラビア鉱物書は、そういう面でもいろいろの示唆を与えつづけてくれることと思います。

　次章は、アラビア鉱物書の灰化に関して、中国・チベット・インドの鉱物医薬との関連を皮切りに、さらにアラビア錬金術書についてもう少し申し述べることにしましょう。

第8章　薬理についての考察

鉱物（宝石、その他）の粉末薬

　アラビア鉱物書には、あの72種類それぞれの短い記述のなかに、およそ30数ヶ所もの粉末（あるいは灰化）薬剤の記録がしるされています。念のために、それら各々のものは、できるだけ多くを次の小項目の箇所に指摘・掲載していきたいと思います。が、鉱物の粉末薬については、私自身にも幾分ほろ苦い思い出というか体験といったものがいくつか実際ありました。

　幼いときから病弱だった私は、できるだけ強くなるようにと、例えばマムシを丸ごと焼いて粉にしたものと黒々した鉄粉を混ぜたものを、はったい粉（麦こがし）にまぶせてよく食べさせられたものでした。いつも黒々とした便が出たのを、あやしくもまざまざとおぼえています。少し大きくなったころのいつだったか、そんな鉄粉が果たして腸に吸収されるのだろうかと、何度も非常に疑問に思ったものでした。

　しかし万物は循環すると、いわゆる無機物は有機物に、また有機物は無機物に、という宇宙の変換摂理のなかで、鉱物も植物も動物も、互いに変化・変容（同化・異化などを問わず）を繰り返しながら、それぞれの生をいとなんでおり、お互いに波動・共振・共鳴し合っていることが、最近はとくに生物物理学的にもだんだん把握されるようになりました。石の出す波動測定までも。そういう観点に立つと、広い意味では石もまた生きており、私どもは、どんなものとでも、あるオーラ（気、波動）言葉を交わし合えると思うようになりました。そのためには、人間は自己中心的な言語感覚をできるだけ空にして、宇宙の波動言葉に乗れるように自

己訓練する必要があろうかと思います。

アラビア鉱物書に灰化・粉末化の鉱物薬剤があまりにも多いのは、いったいどういうわけがあるのかをたどっていくと、やはり錬金術の灰化（ラテン語 calcinatio → calcination）に、さらに粉末薬に関しては西洋というより東洋のほうに、とくに中国・インド・チベット医学に密接な関連があるのではないか、といった疑問にぶつかるのであります。

このアラビア語は硫黄についての叙述。図は硫黄の結晶。

このような経過を、以下で概観してみようと思います。ではまず、鉱物書の中の粉末薬剤の列挙から始めてみましょう――

アラビア鉱物書中の粉末薬の列挙

（1）「序文」からの引用――まず序文には、現代の私どもに

とっては一読してもちょっとすぐには理解しにくい次の一文があります。が、私はあえて手始めにこれを掲げるだけで、次々と具体的な個々の石薬の叙述に移ってまいります。つまり、「……金剛石(アルマース)(インド産のダイヤモンドを含む数種のもの)の場合もそうで、大地の石がこの石を感じると、その石は粉々に砕ける。ガラスの場合もそうで、これはマグネシアがなければ完成しない。鉛の場合もそうで、これは、すべての石のなかで最も汚れ最も悪臭を放つ石で、金剛石を破壊し、粉砕し、粉末状に変えてしまう。……」(ついでも申しますと、鉛が金剛石を破壊するというのは、熔融した鉛が金剛石を包み込んでしまうこと、その鉛を砕いていくこと……)。

(2)「序文」につづく第1番目の「真珠(ドゥッル)」については、すでにその効能は述べたとおりです。が、「医師たちは、目薬の効果をあげたり視神経を強化するために真珠を目薬に混ぜる」の目薬とは、明らかにコール(目の粉末薬)のことであります。

(3)次のスマラグドス(エメラルド(ザバルジャド)、第2番目)の場合――「毒を飲んだ人は、その石を幾らか大麦8粒分の重さのものをすり潰し、毒が体の中で作用しないうちに服用すると、神の御加護で死から彼の命(いのち)を救い、毛髪と皮膚を失うことはない」と。

(4)次は鋼玉(ヤークート)(第3番目)の項目ですが、写本が乱れ、鋼玉とは何の関係もない「結石」の粉末薬の効果が混入しています――「人間の体内に生じる石は、ある層の上にもう一層というように重層構造を示す。この石をすり潰し、目の中に何か白いものが出来たときに粉末薬として用いると、これは、神の御加護により白いものを取り去る」と。

(5)第4番目の柘榴石には粉末薬はないので、次の第5番目の「紅玉髄(アキーク)」に移りますと――「この石は出血を止め、しかも、月経があまりにも長引く婦人にはとりわけ効く。粉末にしたもの

は、歯みがき粉となり、虫歯を取り除き、歯根から腐敗した血を引き出す」のようになります。

　（6）次は縞瑪瑙（第6番目。同じく6といっても上の（6）の順番は関係なし。以下同じです）――「この石の本性は冷と乾である。この石を粉末にして、鋼玉を磨くと、鋼玉は美しくなり、輝きが際立つ」。

　（7）次は孔雀石〈ダフナジュ〉（第7番目）――「7匹の蠅を捕まえて、それらを孔雀石ですり潰し、スズメバチに刺されたところをそれで塗ると、刺傷に強く塗り込んだ後、痛みが止まる。石を粉末にして酢で湿らせたもので擦り込むと、身体の表面に黒胆汁を出させるものを必ず追い払う。この石は、頭や身体の膿瘍に対する特効薬である」。

　（8）ベゾアール（アラビア語読みはバーズフル、解毒石。第8番目の石）――「毒が拡がって痛みが加わらないうちに、即座に治療薬、つまり、大麦12粒分と同じ分量の、ヤスリで削りきれいにした解毒石〈ベゾアール（バーズフル）〉を粉末にし、毒を飲んだ人にそれを服用させると、神の御加護で石はその人を救い、発汗作用によって患者の身体の血管から毒を追い出す」。また、「石を粉末にして、サソリ・ヘビ・スズメバチの刺傷に撒布すると、石は自分に毒を引き寄せてその傷を癒す。崇高なる神の御加護により」。

　（9）第9番目の金剛石にも粉末化の記述がありますが、それはとくに薬剤のことでもないので、ここでは第10番目としてのスミルゲル（よく研磨剤として利用される鋼砂とか鑽〈さん〉石）を用いた粉末薬の記述――「粉末薬にされたスンバーダージュを傷や、なかなか治らない背中の傷に撒布すると、石はそれらを癒す」。

　（10）次はトルコ石〈フィールザジュ〉（第11番目）について――「この石は、目の粉末薬に混合すると、いっそう目に効く」と。

　（11）ラピスラズリ〈ラーズワルト〉（第12番目）――「この石（粉末状にした

もの）は、コール（目の粉末薬）に入れると効能がある」。

（12）ザブフ（第13番目）――「この石はまた、目の粉末薬に調合すると有用である」。

（13）マグネット(マグナティース)（第15番目）――「鉄錆の削りくずを飲み込んだ人、あるいは毒を塗った鉄によって怪我をした人がこの石の粉末を服用すると、神の御加護により石はその患者に効く。同様にまた、この石（粉末）は毒を塗った鉄による傷に振りかけても効く」。

（14）鉱物書中の番号、第16番目の「金を引き付けるマグネット」、第17番目の「銀を引き付けるマグネット」にも、薬ならぬ他の効用めいた記述がありますが、それはとばし第21番目の「毛髪を引き付けるマグネット」について少し――「石を粉末状にして、毛髪の生えている箇所を擦ると、石はそこの毛髪を引き抜き、その箇所は脱毛症のようになる」と。

（15）石灰(キルス)（第22番目）――「この粉末に硫黄を加えると、……人間がそれ（粉末＋硫黄）を飲むと、これは致命的な毒で、肝臓を穴だらけにする。皮膚にそれを擦り込むと、皮膚を剥ぎ、皮膚を損なう。油と混ぜて塗り込むと、それはどんな傷をも癒し、……」。

（16）白鉄鉱(マルカシーサー)――「細かい粉末のようになるまでこの石を燃やして灰化したものは、物質をつくるのに使用される。少量の石を壺に入れて、硫黄と一緒にすると、それは金を純化する」。

（17）硫黄(キブリート)（第26番目）――「金を薄く圧延し、硫黄と一緒に擦り、火に入れて熱すると、ガラスが粉末になるように、金も粉末になる。……すべての硫黄は疥癬(かいせん)に有効である」。

（18）石黄（雄黄、砒素硫化物。第27番目）――「白くなるまで灰化し、次に銅を溶かして、硼砂を少し加え、灰化した砒素を投入すると、銅を白く美しくし、嫌な匂いを取り去る。それで、

つまりその粉末で歯を磨くと、歯にとりわけよい」。

（19）バルクゥィユ（「稲妻石」の意味。第28番目）――「大麦4粒分の分量の石を粉末にし、それを水腫の患者が飲むと、石はすぐにその患者の症状を軽くし、崇高なる神の御加護によりその人を癒す」。

（20）ミャーフ（「水石」の意味。第29番目）――「この石をいくらか粉末にし、毛髪が抜けている箇所にそれを擦り込むと、崇高なる神の御加護により、石は毛髪を美しく成長させる」。

（21）眠気をとる石（第34番目）――「この石10ドラクマを身につけると、昼夜眠ることはできない。この石を粉末にした後、鼻から吸い込むと、石は癲病を癒す」。

（22）驚くべき石（2）（第36番目）――「ヘビなどに咬まれた人にニンニクを食べさせ、ニンニクをこの石と一緒にしてすり潰したものを、咬まれた箇所に擦り込むと、石はその咬まれた箇所を癒す」。

（23）動物の石（第39番目）――「これらは海の中で生じる形成物である。蟹はそれらに属する。その甲羅が石だからである。……蟹に関していえば、それは、目のコール（粉末薬）の成分である」。

（24）潰瘍に効く石（第41番目）――「石を挽き潰して、その粉末をあらゆる潰瘍に擦り込むと、崇高なる神の御加護で、膿腫が消える」。

（25）ガラス（ズジャーズ）（第43番目）――「その本性は熱と乾であり、粉末にしたものは動物の傷をふさぐ」。

（26）明礬（シャップ）（第49番目）――「石を粉末にして、四日熱の患者にそれを擦り込むと、効果がある」。

（27）雲母（タルク）（第50番目）――「石を粉末状にしようとするなら、毛髪か丈夫な羊毛でつくった布の中に入れ、細かい小石をそ

れに加えて一杯にし、次に、その物質が孔だらけになって小石にぼろぼろにされるまでその布を振ると、すり潰されたもののように……（欠落）。石を溶かしたものは、潰瘍に効き、不自由な足を真っ直ぐに立たせ、折れた骨を癒す」。

(28) 酸化亜鉛（亜鉛華。第52番目の石）──「石が崩壊したとき、それらの悪臭を放つものの上に置くと、これらの悪臭を取り去る。この石は、きわめて高級なコール（目の粉末薬）の1つである」。

(29) 軽石（ファイシュール）（第54番目）──「これは、歯をきれいにし、コール（目の粉末薬）となる。……眼科医は、これを蜂蜜と混ぜることによって、目の白いものを、とくに動物の目の白いものを取り去る。しかし眼科医はこの石を単独で使用することはない。というのも、この石は作用が強烈なために動物を苦しめるからである」。

(30) 海の動物の石（第55番目）──「甲殻類の背中の上には堅い石がある。それを砥石として使用する。これは目薬になる。快い香りが石の中に隠されているなら、この匂いはさえぎられることはない。コール（目の粉末薬）に入れると、視線を鋭くさせ、神経の働きを強化する。石の粉末状のものを酢に溶いて塗ると、乾燥した疱疹や皮膚の荒れがなくなる。粉末状にしようとするなら、まず第一に火に入れて焼き、それから粉末にする」。

(31) 緑の砥石（第64番目）──「この石は鉄を鋭くし、鉄を堅いものにする。石には黄色の部分と青空色の部分がある。粉末にすると、目の白いものを取り除くが、その場合には、石を油で塗る」。

(32) 筋のある石（第66番目）──「灰化したものは、白いものを取り除く。つまり、白癩の病を治す。石はイチジクの白い液汁と混ぜる。その白い液汁は、緑のイチジクを摘みとるときに、

イチジクから出て来る」。

（33）ハーシルと呼ばれる石（第67番目）——「これは二枚貝のように海水面を漂う。そして土壌にとてもしっかりと張りつく。灰化したものは子宮をきれいにし、腐敗した血を吸い上げ、悪性の肉を食いつくす」。

（34）最後の鉄錆（第72番目）についても——「鉄錆を粉末にして、それから軟膏をつくると、その軟膏は傷口をふさぎ、瘻（ろう）を癒し、痔疾を緩和する。それはまた、胃の薬となって胃を強化する。また、痔の悪臭を取り去る」とあります。

以上、アラビア鉱物書中の粉末薬の列挙を、私は性懲（しょうこ）りもなく長々と克明にやってまいりました。読者のみなさんは、何でこのように退屈なまでに（列挙の３分の１まできたところで、おおかたの人には呆れかえられたかも！?）やるのかとお思いになるかもしれません。これが学問なんだ、知識なんだ、といってしまえばそれまでですが、私は、近ごろ次々と国内外で発表された興味・関心をもたれ始めているストーン・セラピー（宝石療法）との重要な関連を考えて、いろいろと物申している次第なのです。

ペヨトル工房というところから出ている雑誌「〝YASO〟（夜想）33号、特集鉱物」があります。その興味深い多くの叙述のなかでも私が取りあげるのは、とくにアラビア鉱物書と関連が深いと考えられる東方諸国・伝統医学の鉱物薬のことです。次の小項目で少しそれを取りあげてみましょう。

東西鉱物薬使用法の簡単な比較

では、その雑誌「〝YASO〟（夜想）33号、特集鉱物」に掲載されている井村宏次さんの記事（「石による癒し―東と西の文化にみる石のヒーリング・パワー―」）と、井村さんの監訳のＴ・ダマー

著『チベット医学入門―ホリスティック医学の見地から―』(春秋社、1995年の第4刷版)を参考にしながら話を進めてまいります。私は目下、古代ギリシア・ローマ〜中世キリスト教世界〜近代の鉱物(今は古代ギリシアのアリストテレス・テオフラストスの鉱物論をとおして、アラビア鉱物書にも手を染め始めていますが)を原典研究・翻訳をしていますが、インド・チベットとなると全くの初心者ですので。

さて、上記の雑誌には次のような「3つの伝統医学の鉱物薬」の対照表が掲載されています。

これらをアラビア鉱物書と比較してみますと、驚いたことに、中国もインドもチベットも、ともにアラビアの鉱物粉末薬と同じく粉末剤でありますが、前三者がたいてい、薬草に調合して用いるのに対し、アラビア鉱物書の粉末薬剤には薬草調合の記録がほとんどないことです。どうやらこれは、東方系と西方系との大きな違いであるかと思われます。もっとも、アラビア鉱物薬にも、さきの列挙の(22)・(32)(それぞれニンニクとイチジクと混ぜる)

3つの伝統医学の鉱物薬

	漢方 (中国)	アーユルヴェーダ (インド)	チベット医学 (チベットと近隣)
薬剤	玉(ジェム・ストーン。ただし、宝石類は用いない) その他の岩石、鉱物、泥など	主として金属と鉱物全般	主としてジェム・ストーン (オパール、ルビー、ダイアモンド、エメラルドなど) と一般鉱物と金属
処理法	粉末を薬草に混入するのが主流	・灰にして水などで希釈する ・薬草に調合して服用	動物の尿などで毒を抜き、灰にしたものを薬草に調合

のような場合も、たまには確かに見られるのですが。

　アラビアがその医学思想とその手技に最も大きな影響を受けたというギリシア哲学・医学。しかしその当の哲学者アリストテレスやテオフラストスのものには、鉱物のでき方とか用途の叙述こそあれ、医学的効用の記述は皆無であります。ただやはり、医学の影響は古代ギリシア（紀元前5世紀）のヒポクラテス、とくに時代は紀元1世紀のローマまでさがりますディオスコリデス（ギリシア語で著作。『マテリア・メディカ』全5巻の著者）の影響が絶大であります。しかしそれは植物医学のほうが多く、実際にディオスコリデスは著書（全5巻）のほとんどが植物であり、鉱物薬剤は第5巻の、それも後半部分にすぎません。しかし、そこには、アラビア鉱物薬の場合と同じく、植物つまり薬草との調合の記述は全くといってよいほどありません。さらに時代がさがりディオスコリデスを非常に高く評価したギリシア・ローマ医学の集大成者ガレノス、その医学の継承者であった博物誌家・聖ヒルデガルトの宝石療法にも目をやりますと、そこにあるのは、粉末薬の叙述はほとんど皆無で、現代でいう一種の波動エネルギー的療法、スピリチュアルな医療要素の濃いものであります。ヒルデガルトはドイツ生まれ、彼女の全盛期だった12世紀はまた現存アラビア鉱物書の成立期のあとでもありました。ヒルデガルトの宝石療法手技としては、当の宝石を口に含むこと、さらに水（おもに湯）とか空気とかをとおして宝石パワーの共演・共振・共鳴云々(うんぬん)といった手技で、アラビア鉱物書中の粉末薬とは発想がかなり異なっているように思われます。

　しかし、粉末薬に関してはまた、前にも申しあげたelixir(エリクシーア)との関連が考えられます。中世キリスト教社会の驚異的博士で錬金術にも大いに関心のあった修道士ロジャー・ベーコン（13世紀）の文献に出てくる中世ラテン語のelixir(エリクシル)は、ずっと前にもその語

源を述べました。語源は直接にはアラビア語のaliksir(アリクシール)ですが、al-(アル)はアラビア語の定冠詞、-iksir(イクシール)はギリシア語のxēros(クセーロス)(乾いた)に由来し、「傷口に撒布する乾いたパウダー」の意味だろうと考えられています。そういえば、さきの粉末薬・撒布剤(列挙例)に見られた傷口を塞(ふさ)いだり緩和・治療するパウダーがいろいろありました。しかも、こういう乾いた鉱物の性質は、アラビア鉱物論がその哲学的根拠を求めたといわれる、アリストテレス『気象学』に出てくる「乾いた蒸発気」によるものでした。それがまわりにまわって、「錬金術パウダー」の考え(アラビア→中世・近代ヨーロッパ)になりました。さらにいえば、錬金術的近代医化学者パラケルススによって定着されたとされるアルコール(alcohol「酒精の」)の元(もと)はといえば、アラビア語のalkoh'l(al-は定冠詞、koh'lは「最も繊細で乾いた撒布剤」)で、よく婦人のアイシャドー・パウダーの名称でもありました。英語の17〜19世紀の文献にまで出てくるアルコール(alcohol martis(アルコホル マルティス)つまり「鉄粉」)とか硫黄のアルコール(alcohol of sulphurつまり「硫黄華」)の言葉までがまかり通っていました。今でいう「アルコール中毒」(alcoholism)も、17世紀中葉の英語文献では「最も細かい粉末状のものにする操作」を指していたのです。そういう記事を私はどこかで書いた記憶があるのですが、思いおこされた方(かた)はあるでしょうか。このアルコールの意味が「酒精」にかわっていく経過についても、念のためもう一度ここでごく簡単に触れておきます。つまり、「超微細な乾いた粉末状のもの」がエリクシーアとして、「特効薬、万能薬、霊薬、錬金薬」の意味をもってきますと、天上から4元素の離合集散によって成り立つ生死・変容の地上界に降りそそぐ超微細な第5元素を、植物や鉱物(降りそそいだ第5元素を内に隠しもったもの)から抽出しようとする蒸留・昇華操作技術がますます発達し、結局は13世紀以降のアルコール(酒精)

蒸留法になりました。

　ついつい話が長引いてしまいましたが、古代ペルシアとその周辺を主(おも)な1つの起点（!?）とする魔術的・神秘的な石のパワー信仰は、アラビアや中世キリスト教社会に、例の「石の中に宿る力は、植物の中に宿る力よりもはるかに大きい」という宝石信仰を多くの人々に植えつけたようです。この考え方を、あのマルボドゥス（11世紀のキリスト教司祭）は、アラビアから継承したことを自らの宝石賛歌詩の中でうたっております。

　以上、さまざまな事例がどのように伝承されてきたかを検証してきましたが、当面の問題になっている粉末薬についてひきつづき、『夜想』「特集・鉱物」（他に『チベット医学入門』も含めて）に取りあげられている粉末薬（灰薬）と、私どものアラビア鉱物書中の粉末薬を、まずその薬効（使用法も含む）の点から少し具体的に比較検討してみたいと思います。

　さて、チベット医学で用いられる三大宝石といえば、オパール、真珠、トルコ石の名があげられます。そのうち、アラビア鉱物書と何らかの比較ができるとすれば、真珠しかありません。チベット医学では、真珠は色によって効果が異なり、白の真珠は脳に関する病気（麻痺、癲癇(てんかん)など）に用いるといいます。しかし、真珠はそのまま粉にするのではなく、清らかな水で洗うとか、ある種の塩と混ぜて2時間ゆで、さらにある植物の青い花を入れて1時間ゆで、いわゆる毒抜きをしてから粉末にする。そのうえとくに難病に対しては、多くの薬草、さらにはマッサージや純金針治療まで併用するといいます。つまり、現代でいうバッチの花治療のようなものまで登場して、微に入り細(さい)に入った記述になっています。が、アラビアのほうの記述はごく簡単です。前述したような、例の心臓血の浄化、視神経の強化、皮膚白斑病治療につづいて、これはまた頭痛にも効く、といった記載になっています。チベッ

トの場合に比較すると、頭痛の治療だけがいささかうまく照合するといったところでしょうか。アラビアの使用法は、真珠の灰の溶けた水を頭痛持ちの人が鼻から吸い込むと、その人から痛みが引くというものです。

　ちなみにインドのアーユルヴェーダ医学の粉末薬とも比較してみましょう。これらのうち、その目ぼしいものの薬効をカッコ内で示すと、次のようになります——真珠灰（咳、発熱、消化不良、精力減退、ノイローゼ）。エメラルド灰（不妊症、言語障害、消化不良、痔）。ルビー灰（潰瘍、肝疾患、眼病、心臓病、感情の障害、疝痛）。サファイア灰（脾臓の肥大、中風、麻痺、神経の病気、感情の障害）。ダイヤモンド灰（結核、憔悴（しょうすい）、肥満、糖尿病）。サンゴ灰（肝臓病、潰瘍、血液病、喘息（ぜんそく）、尿疾患、黄疸）。などなど。以上、かなり微に入り多岐にわたっていますが、さきのアラビア鉱物書の真珠との比較をみてもわかるように、薬効で照合できるところは皆無です。真珠以外といっても、エメラルド灰の場合も該当するところが見当たりません。さらに参考までに申しますと、ルビー灰とサファイア灰は、そのルビー・サファイアともにアラビア鉱物書では鋼玉（コランダム）の項目にはいり、しかも堅いためか粉末薬にするとの記載がないので、比較のしようがないのです。アラビアでは、ルビー・サファイアともに、後述の「身につける宝石の効能」の項で触れることになります。さらに、ダイヤモンド灰（113-114頁の「金剛石」参照）、サンゴ灰にも明白に該当するものはありません。ただ、サンゴに関しては、とくに粉末薬にして云々という記載がないため、さきのところではとりあげませんでしたが、あえてアラビア鉱物書を参考までに見てみますと、次のような記載があります——「マルジャーン（珊瑚（さんご））——サンゴは目の痛みに効く。なかでも最良のものは、最も強烈な赤のものである。それは、人間の虫歯を抜き、歯茎を強化する。心臓に達すると、濃い

حجر المرجان المرجان نبت كما نبت الاغصان ويفرع شخات' وغصونا
وهو ينفع من اوجاع العين واجوده اشدّ حمرة ويقلع الخفر من الانسان
ويقوّى اللثة ويصل الى القلب فيسرّه ويحلّ دمه الجامد والناظر' اليه يورث
المسرّة ويزيل الهمّ | باذن الله تعالى ،،

حجر القيشور و ... الجسم يقفو على الماّ
يوجد بلسنا' ابيض ... الجلود به خشنت
وينقّى الاسنان' ويقع ... والمداد من الورق
ويقلع الياض من ال... اذا خلطه (الكحّال)
بالعسل ولا يستعمله ف...
لعت حجر بحر... على ظهره حجر صاب
وهو (له) خيالة ينوص... من الطير او دوابّ
البحر وهو حارّ لطيف ويوجد ابيض وفيه ما يكون ابيض فيه نقط حمر

このアラビア語は珊瑚についての叙述。写真は珊瑚でできたアクセサリー。

血液の流れを潤滑にして、心臓の負担を軽くする（おそらく、サンゴ灰を用いる場合—訳者注）。サンゴを眺める人は、崇高なる神の御加護により、快活になり心配事がなくなる」と。この記載を、さきのアーユルヴェーダ医学のサンゴ灰の薬効（……、血液病、……）と比較してみますと、ただ1つ、血液薬剤の効用が共通しているのがわかります。もちろんこれは両者ともに、サンゴの赤と血液の赤との類感療法的なものの共通認識によると考えられます。ひところの合理的科学では、こういう類感は、原始人的迷信のつねとして一笑に付されましたが、心身一如態の医学や波動・共振・共鳴医学、精神神経免疫学、エネルギー精気医学など21世

紀医療を指向するものの場合は、類感医療は非常に重要なものとなってくるでしょう。

　それはともあれ、以上のようにアラビアの鉱物粉末の個々の薬効となりますと、地理的にほとんど互いに隣り合っているほどのチベット、インド、アラビアでもいろいろの大きな違いが出てまいります。ごくごく近い隣り村といっても、ひとつ山を越えると気候・風土・習慣が大きく異なり、人の体質・気質・好みなどが違ってくる場合が多々あることや、親子・兄弟姉妹の場合もそうだということを、私どもはいやというほどまでに体験しているのですから、いちいち驚くまでもないのですが、いちおう注目しておきましょう。

　以上は、さきにも述べたように、雑誌『夜想』中の「石による癒し」（井村宏次）にそって、そのなかのごく一部（チベット・インドの灰薬）を参考にしたにすぎませんが、灰薬の用い方について井村さんの次の指摘を付け加えないわけにはまいりません──「これらの灰薬はふつう水に溶かして飲むが、いわゆる粉薬として考えないほうがよい。というのも、ごくごく微量の灰薬を水に溶かし、その水を飲むからである。アンバーはじめバッタチャルヤ博士、その他の研究者も口をそろえて、灰を摂りすぎないよう注意している。ある研究者によると、耳かき半分程の灰を30ccの水に溶かし、その水をスポイトで1滴か2滴をコップ1杯の水に落として飲めという。この飲み方だと、胃の中にはいる宝石（灰）成分はきわめて薄い。研究者たちは、この微量こそが効き目の秘密だという。すなわち、宝石灰療法の原理は「ホメオパシー」なのである」という灰薬の使用法です。

　homeopathy（ホメオパシー）医学理論が18～19世紀のドイツに一種の生気（精気）論の一環として登場したことは、ずっと前にも触れたことですが、日本でも江戸末期に「忽没越阿巴智」という漢字の当て字

に音写して紹介されました。が、数十年前にちょっと注目され始めたものの、ほとんど全くの音なしでした。ところが私どもが古代ギリシアのヒポクラテス医学全集の翻訳を志し実現した数十年前に、ホメオパシーの源流がヒ

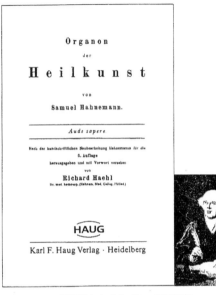

代表的なホメオパシーの医学書。

ポクラテス医学にあることも知りました。しかし、ヒポクラテス医学の影響を強く受けたはずのアラビア鉱物薬は、温・冷・乾・湿といった４基本性質の調和・バランスに重きがおかれ、チベットにおけるほどの精緻なホメオパシー的感受性はほとんど見られないと思います。その点、チベットにおけるほどの密教性とかスピリチュアルな（spiritual「精神的・神霊的」）要素とかがアラビアには少なかったのかもしれません。

　では次は、石をお守りその他として何らか身につけたりその石の気(オーラ)に触れたりする叙述が、アラビア鉱物書のなかにどの程度あるのか、いちおう全部ここにまとめておきたいと思います。以前の叙述と重複するところがあるのをご容赦ください。

第8章　薬理についての考察

お守りその他として何らか身につける石

　（1）「エメラルドは全くの緑色をした石である。最も貴重なものは最も濃い緑色をおびている。この石を首飾りや印章付き指輪にして、癲癇発作がおこる前に身につけると、癲癇を防ぐ。その石は、生まれたばかりの新生児にも身につける」。

　（2）「われわれが説明し記載した３種類（赤・黄・青）の鋼玉(コランダム)のどれか１種類を、首飾りか印章付きの指輪として身につけていると、ペストが猛威をふるっている土地にいても、ペストから襲われたとき、その石が守ってくれる。石の持ち主は、人の目に立派にうつり、自分の望みを満足させることもたやすくなる」。

　（3）「この種の石（岩塩）に属するものとしては、地中で酸性であり、苦味が混ざっているものがある。しかし泉から流れ出てくると、それは石になり、特別な治癒作用を発揮する。婦人がそれを身につけると、婦人病に効く」。

　（4）「大麦の粒20個分の重さの柘榴石(ざくろいし)を身につけると、睡眠中に悪夢を見ることはない。この石で太陽光線を吸収して、それを見つめるとその人は視力を損なう。……この石を頭髪に擦ると、石は薪の切れ端や藁を引き寄せる」。

　（5）「紅玉髄のなかには、あまり美しくないものもあり、その色は肉汁のような色で、その中には目に見えぬ白い筋がある。この種の石を印章石として用いる人は怒りが鎮まる。この石は出血を止め、しかも月経があまりに長引く婦人にはとりわけ効く」。

　（6）「縞瑪瑙を印章石として用いる人は多くの心配事を抱え込み、悪夢を見るようになる。この石を身につけた子供は、流涎症（唾液の分泌過多）をおこす。容器として使用した人は眠気がなくなる」。

　（7）「孔雀石を口のところに持ってきて、それを吸い込む人に、

127

石は害を及ぼす」。

（8）「ベゾアール（解毒石）を首飾りや印章指輪として身につけ、服毒した人の口の中にこの印章指輪を含めると、石はその人に効く。またこの指輪の石を、サソリ・ヘビ・スズメバチの刺傷に当てがうと、これらの傷に顕著な効能がある」。

（9）「2つの理由で、金剛石を口の中に含めてはならない。1つは、それは歯を駄目にするからであり、もう1つは、それにはヘビの唾液がいくらか付着しているため、この石には殺傷力があるからである」。

（10）「トルコ石の色は、心配事をしょいこんだ人を喜ばすが、しかし石を王の服装に使用することはない。なぜなら、この石は王の威厳を損なうからである」。

（11）「ザブフは深みのある黒色で、不透明であるが、表面は輝いて非常に軟らかい。老人の視力や、あるいは何らかの偶然によって視力が弱くなっている場合、そのため、目の前にあるものが雲や蠅や霧のように見えるとき、ザブフの鏡を用いて、目線をこの鏡の上に注ぐ。石はその人の視力を癒し、神の御加護により病気を治す。……身体が癩病（現在の癩とは違う皮膚病も含む）におかされた患者は、ザブフの入った布切れを身にまとうか、その布切れを印章として使用すると、その人たちのこの病気を治す。この石を見つめると、崇高なる神の御加護により、石は弱い視力を強化する」。

（12）「カラク石は解毒剤である。この石で印章付き指輪をつくり、中に酢を入れた容器の上に置くと、その酢が泡立つ。それは見た目によい」。

（13）「バルクゥィユ（稲妻石）が女性の近くにあると、彼女は性欲がつのるあまり、あてもなくさ迷い歩く。石はアフリカの鉱坑に見つかる。私（アリストテレス）の弟子アレクサンドロス

は、女性たちが辱められるという恐れから、石を自分の軍隊のところへもってこさせないようにした」。

（14）「マーナグダスはインド産の石である。この石は、鉄で打たれても鉄を恐れず、火をも恐れない。石を家の中に置くと、家から煙や這う虫を追い出す。石の一部を身につけると、この石は、魔法による策略をその人に寄せ付けず、治りにくい熱病を治す」。

（15）「産卵を楽にする石は、内部に自ら動く別の石が入っている石である。その石の動く音が聞こえる。卵を産むことは驚(わし)にとって難しく、卵がしばしばくっついて出てこない。そこで、雄ワシはそれに気づくと、インドへ行き、その石をもってくる。それを雌ワシの下に置くと、雌ワシはすぐ卵を産む。インド人はこの石を利用しているし、それを知っている（鋼玉の項目中に紛れ込んだ一文――その内部にもう１つの石があり、それが動くと自分も動く石がある。それはインド石で、女性の分娩を楽にする――を参照)」。

（16）「魚を集める石を魚のところに置くと、その周囲に魚が集まる。魚はこの石を好み、馴らされ、引き寄せられるのである。石は砥石(といし)のように緑色で、黄色の縁のある模様がついている。この石を身につけると、その人は畏敬の念を集める」。

（17）「眠りをもたらす石は赤い石で、純粋な赤色をしている。……この石１ドラクマ（およそ 4.37 グラム）を人間が身につけると、その人は深い眠りに陥る。目覚めさせる場合には、当人が自分から目覚めるのではなく、石がその人から取り除かれてはじめて、意識を取り戻す」。

（18）「この石 10 ドラクマを身につけると、昼夜眠ることはできない」。

（19）「驚くべき石（１）を動物の体につけると、動物は叫ば

ない。アレクサンドロスはこの石を試すために、馬や家畜の体につけさせた。目的地に達して、これらの動物によって敵を打倒するまで、一言も話さなかった」。

(20)「驚くべき石（2）の 10 ドラクマを、ある動物のどこかに下げると、その動物は叫び声をあげる」。

(21)「重さ 2 ドラクマのこの湿性の石を糸に通すと、膿、腐敗した血、腐敗した乳のような液体を乳房から吸い上げ、いわゆる癌のような病気の発病を抑える。石を切り取り、患部の上を動かすと、病気はなくなる」。

(22)「ナトルーン（ソーダ）は硼砂の一種である。この石は汚れを取り除いて、ものをきれいにする。皮膚をそれで洗うと、皮膚をきれいにして美しくする。女性の子宮の排出物を吸収し、子宮の働きが鈍いときには、これを回復させる」。

(23)「シャルシートと呼ばれる石は軽石に似て水面に浮く。大麦粒大のこの石を身につけた人は、人々から相当の尊敬を受ける。この石に視線を向ける人に対しては愛情をおこさせる」。

(24)「真鍮（銅と亜鉛の合金）製の飲食用容器を使用する人は、健康を害し病気になる。夜通し銅製の容器に入れたままの食物は、人を死なせてしまうことがある。また、銅の鉱山で摂った食物が、夜通し朝まで残ると、それを食べた人を死なせる。新鮮な魚か塩漬けした魚を銅製の容器に入れて料理すると、それは致命的な毒になる。……（銅を含んだターリクーン石でできた釣り針が原因で）顔面が麻痺したら、暗い家に入り、自分の顔をターリクーン石に向けると、麻痺が癒える」。

以上、2〜3の該当する石（例えば、さきの項目で引用した珊瑚）は省略しましたので、全体の「お守りその他」の類例は 26〜7 になるかと思います。アラビア鉱物書が 72 種の石を扱っている

マグネット石の不思議なパワー

アラビア鉱物書・72種の目ぼしい石については、それらの翻訳紹介をほとんどすべて終わりました。が、重要なマグネット石の紹介がまるまる残っていま

حجر المناطيس وهو الحجر الذى يختلس' الحديد وطبعه الحرارة
واليس واهل العقل يعلمون شدّة الحديد وانه مقتدر على جميع الاحجار
واقتدار هذا الحجر عليه حتى يسعى اليه طوعا واذا الصقت اليه شياء
من الحديد كالحلقة والمسلّة الخفيفة والصقت اليها اخرى واخرى حمل منها
شياء كثيرا يتّصل بعضها الى بعض برايته واجود اجناسه ما كان فيه سواد
وشى" من حمرة فاذا صيّر هذا الحجر فى فخار' حديد وطيّن عليه بطين
وشعر وكلس ويلاء الفخار تنوره والحجر فى وسطه [والحجر فى الوسط]
ثم يوقد على الفخار المطيّن جمعه فى اتّون الاجر" الى ان ينضح الاجر ويردّد
فى اتّون آخر وآخر ثلث دفعات فى كل دفعة فخارا جديدا ثم تخرج

الفخار فى الثاني ولا شمس ولا
ندى ثم يستخر ثم رشش عليه
الماآ من زراقة يع لا تقربشى'
الاّ أحرقته واذا عمله ويحده
اللبن الحامض فاذا مضت
السفينة وفيها حديد جذبت نفسها اليه فان كان الحديد كثيرا حمل السفينة

このアラビア語はマグネットについての叙述。写真はマグネット石。

す。鉄片をも自分に引き付けてしまう不思議な力をもつmagnet（磁石）の語源と磁石談義といったものはいちおう後回しにして、まずは、鉱物書記載の第15番目「マグナティース（マグネット）」についての全文を次に翻訳紹介してみましょう——「マグナティース（マグネット）は、鉄を自分に引き付ける石である。その本性は熱と乾である。賢者は、鉄の力を知っている。事実、鉄はあらゆる石に対して、影響力をもっている。しかし、この石の力は鉄より勝っているので、鉄はすなおに急いでマグネットのほうに引き付けられていく。もし君が、指輪や軽い針のような鉄製のものをマグネットに付着させ、これにまた別の鉄製のものを次々に付けていくと、マグネットの力によって次々と付着するために、マグネットはそれらの1つの大きな集まりとなった鉄をもち上げる。最良のものは、その色が赤の混ざった黒である。この石を、粘土や繊維や石灰で外部から塗りたくり、鉄製の壺に入れ、次に、焼き物づくりの職人が自分の炉を一杯にする。そのさい、石は中央に置かれる。それに続いて、陶土で全体がおおわれたレンガ焼き窯の中の壺に、レンガが汗をかく前に火を点火する。次にこの石を、別の炉に入れ、したがって3度入れかえて、そのたびごとに新しい壺を一緒に入れる。この3度目に壺を取り出し、立てておいて風にも日光にも湿気にもさらされない場所で冷やす。次に石を取り出し、徐々に細かくし、同量の硫黄を添加する。最後に、如雨露のようなものでその上に水をまく。以上の作業を行うと、そこから炎がボット上がる。その炎の高さ10エル（約6.5メートル前後）にも達し、炎の及ぶ範囲内にあるものをすべて焼きつくす。／この石をニンニクやタマネギの液汁に入れて柔らかくすると、石の効力が失われる。これとは反対に、酸味のある乳と熱い血はその効能を強力にする。マグネット山はインドの土地にある。船が近くを通りすぎるとき、その船に鉄があると、船は

山の方へ引き寄せられ、多くの鉄がある場合には、船は山の方へ流される。また、船内の南京錠がその山によってたびたび開くことがある。／鉄錆の削りくずを呑み込んだ人、あるいは毒を塗った鉄によって怪我をした人がこの石の粉末を服用すると、神の御加護により、石はその患者に効く。同様にまた、この石は毒を塗った鉄による傷に振りかけても効く」と。

さて、マグネットについては、この 15 番目につづいて 16 番「金を引き付けるマグネット」〜 22 番の 1「爪を引き付けるマグネット」まで延々と話がつづきますが、それらの叙述の翻訳をする前に、語源を含むマグネット談義を少しだけしておきたいと思います。

マグネットが、つまり他の鉄片を引き付ける不思議な磁力をもった石のことが古代ギリシアの文献に登場するのは、紀元前 5 世紀に活躍した三大悲劇詩人・エウリピデスにおいてであります。前 5 〜前 4 世紀の哲学者プラトンが対話篇『イオン』533 D で伝えたエウリピデス（『断片』567 参照）にマグネーティス・リトス（Μαγνῆτις λίθος：ローマナイズして Magnētis lithos、つまり「マグネシア産の石」）と出てくるのが最初です。この石は、小アジアのリュディア地方にあるマグネシア（ギリシア本土のテッサリア地方の町マグネシアと混同されます）の近くにあるヘラクレイアに産出するので、人々は一般に「ヘラクレイアの石」とか「リュディアの石」とか呼んでいたものです。しかしマグネーティスのほうが、古代ローマの有名な政治思想家キケロでは、magnes、近代イギリスの W・ギルバート（医師にして物理学者）の有名な著作 "De magnete（磁石について）" 以来は magnet として一般化されていきました。ところで、さきのアラビア語読みの「マグネーティス」は、もちろんギリシア語の「マグネーティス」から来たものです。

とにもかくにも、強い鉄を自分に引き付けるというこの石の特

異現象は、古代ギリシア哲学者たちを中心とする賢者たちの知恵や好奇心をいやがうえにも刺激し、近代・現代になっても、非常に魅力的で心を惹きつけるものは、マグネットと呼ばれ、ミュンヒェンのマグネット・ナンバー・ワン（Münchens Magnet Nr.1）はホーフブロイハウスのビールだとか、誰々の講義はマグネットのように人々の心をひきつけて立すい（りっ）の余地もなかったとか、その他多数、さらには、動物磁気、秘密的な磁力線、磁気療法などなど、その魅力・引力というものは枚挙にいとまがないほどでありました。が、この話は以上にとどめて、第16〜22番とアラビア鉱物書に列挙されたマグネットの不思議なパワーについては、ここにいちおう全部紹介しておきましょう。

　16「金を引き付けるマグネット」――「この石の産出坑は西方の山にある。この山には、金・銀・銅・鉛・毛髪・肉を引き付ける石、水を引き寄せる石、石をある場所に置くと、あたかも石が魚を飼っているかのように、魚が周囲に集まってくる石がある。それから、日没のときには姿を消し、日の出のときには姿を現わす石がある。またこれとは逆に、日の出のときに姿を隠し、日没のときには姿を現わす石がある。私（アリストテレス）の弟子アレクサンドロス大王は、日の出の場所、そして結局は日の入りの地まで達したとき、それらの石を探した。／金を引き付ける石は黄色の石であるが、いくぶん灰色が混ざり、滑らかで、柔らかい物質でできている。この石の本性は熱と乾である。灰化すると、この石は鉄のマグネットのように作用する。金をやすりにかけ、その粉を地面にまき散らし、次にその石を布切れに結びつけ、地面のあちこちに動かすと、石は金を引き付ける」。

　17「銀を引き付けるマグネット」――「これは本性が冷と軟の

石である。それは白い石で、塵のような灰色が混ざっている。人が石の表面を軽く撫でると、錫が叫ぶように、この石は叫ぶ。石は1オンスの銀を5エル（約3.25メートル）引き寄せ、銀の釘を引き出す。これは、それらの石すべてのなかで最良のものであり、作用が最も強い。石を燃やして灰化すると、石は、以前よりももっと強力に作用する。真鍮か金の印章付き指輪にこの石で印を押すと、それは同量の銀を自分に向かって動かす」。

18「真鍮・銅を引き付けるマグネット」——「これは、内部にほんのわずかな灰色と、色あせたかすかな黄色が見られる石である。これは、重さ10ドラクマの真鍮を引き寄せる。10ドラクマの銀を鋳造し、ダーニクという粉末にしたこの石を同量加えると、金のような黄金色が生じる。また、融解を繰り返して、その3倍の量の石を加えると、金のようになる。融解して、容器や工芸品をそれから製作するが、これらのものは、もとの価値の6分の1ばかり安くなる。／癲癇を患っている人が、石を大麦粉に入れて甘い水に浸し、鼻から吸い込むと、石はこの患者を癒す」。

19「鉛を引き受けるマグネット」——「これは、内部にほんのわずかな灰色と色あせたかすかな黄色が見られる石である。石の本性は冷であり、外見は醜く、悪臭がする。白が混ざっていて、柔らかい物質でできている。この石は、アサ・フォエティダ（アギ）のような悪臭がする。石灰のように見えるまで石を火のなかで燃やし、次にそのわずかを水銀に入れると、10ドラクマの割合で各ダーニク

の量は水銀を硬くする。その結果、これはハンマーで叩いても壊れない」。

20「肉を引き付けるマグネット」——「これは海からとれる石で、2種類あり、動物的なものと動物的でないものがある。動物的な石についていえば、それはアメフラシの頭である。その特別の性質は、肉をこの石で切ると血が1滴もこぼれない。もう一方の石を生きている肉の上に置くと、肉はこの石にはりつき、石を取り去ると、しばしば石は肉片を引きさらっていく。しかし、もはや魂を失った肉の上に置くと、完全に引きちぎり、繰り返し石で肉を擦ると、その肉は粉々になる」。

21「毛髪を引き付けるマグネット」——「これは石であるが、人間の目には石とは思えない。それを手にしてはじめて石とわかる。その1つかみが普通の石1個分で、それなりの重さをもっている。この重さは、石を構成する物質が軽くて脆いので、1ドラクマにすぎない。この石をカボチャとランビキ(蒸留器)によって溶かすと、石は物質をつくるさいに並はずれた効用をもつ。毛髪の上から石を遠ざけると、この石は、石灰と石黄よりもすばやく毛髪を抜く。またこの石は、鉄のマグネットが鉄を引き寄せるように、刈った髪を地面から引き寄せる。石を粉末状にして、毛髪の生えている箇所を擦ると、石はそこの毛髪を引き抜き、その箇所は、脱毛症のように禿げたままになる。／鋳造するさいに金がこの石を察知すると、金はハンマーで細かく砕け、この石は金の塊全体を損なう」。

22の1「爪を引き付けるマグネット」——「これは、薄い白に塵のような灰色が混ざった石である。石は非常に滑らかで、表面

には小さな斑点もない。その色は薄く黒みがかっている。石を爪の上で動かすと、石はこの爪を引き抜き、爪の輝きを奪い去る。この石は、鉄のマグネットが鉄を集めるように、地面にある切り取った爪を集める。そして、切り取った爪は、無理をしないと石から取れない。／月経血をこの石の上に振りかけると、その血は石を破壊する」。

　以上がマグネット記述のすべてです。みなさん、お読みになるのに多少ともうんざりされたとは思いますし、また一見、アラビアンナイト風・夢物語のように荒唐無稽のものが多いと考えられたかもしれません。また当時 9 ～ 11 世紀アラビア語独特の表現が、現代のわれわれにはあまりに誇大に響く（実際に誇大の場合もいろいろある）かもしれません。が、さすがは化学技術実験・観察の実地訓練の盛んな本場アラビアの中枢の鉱物書だけに、私どもは一字一句の表現に注意を払っていく必要があります。何といっても、鉱物書全 72 種のうちの 1 割強（8 種類）がマグネットだけの叙述に当てられているのですから。

コハク、そしてトルマリン

　ここで私は、磁気（マグネティズム）のもととなる電子の運動に基づく磁気モーメントといった難しい問題に立ち入ろうなどと、さらさらそんなことは考えているわけではありません。が、一般に磁石（マグネット）といえばすぐ鉄だけを思いうかべられる方の多いのに対して、磁石に強く感応するもの、いわゆる強磁性体には、鉄のほかにコバルトやニッケルがあることを、ここに指摘しておきたいと思います。しかも、コバルトは銀に似た銀白色であること、ニッケルも紅砒ニッケル鉱は銅鉱であるように見えて、実際は銅を含んでいないというこ

とから、さきのアラビア鉱物書の第 17 番目「銀を引き付けるマグネット」の銀は実際にはコバルトであり、第 18 番目「真鍮・銅を引き付けるマグネット」の銅はニッケルであったという可能性も非常に大きいのであります。それもそのはず、コバルト（近代ラテン語名 Cobaltum→Kobold「山の精、妖怪、悪鬼」）も、ニッケル（近代ラテン語名 Niccolum→ドイツ語 Kupfelnickel「銅に似たニッケル」）も、ともに 18 世紀中葉になってはじめて、それぞれの正体がやっと突きとめられ、独自の元素として名乗りをあげたものだからです。中世後期のヨーロッパの鉱山師たちを悩ましとおしてきたのと同様に、9～11 世紀のアラビア鉱物学者たちも、銀とコバルト、銅とニッケルの区別は、もちろんつかむことはできなかったはずです。

　さて、銅に似たニッケル（強磁性体）ならぬ正真正銘の銅自体は、やはり何らかの磁性はもった金属といわれますが、磁性のない鉛となると、どうやら「鉛を引き付けるマグネット」の説明が、どうもはっきりとはつきかねます。金属光沢のある蒼白色の鉛のイメージや、錬金術上の鉛→銀への第 1 行程の関連などから、何とか苦しい説明もできるにはできると思いますが、しかし、金や、肉・毛髪・爪などを引き付けるマグネットとなると、磁気ではなくて電気の働きが何らか密接にかかわってくるようにも思われます。

　古代ギリシアで磁石（マグネース→マグネット）が鉄を引き付けることが不思議がられたように、コハク（ギリシア語で ēlektron）が何かの拍子に軽い物を引き寄せることも注目されていました。磁石のときに例をあげたプラトンの対話篇（さきは『イオン』でしたが、ここでは『ティマイオス』）にはコハクのそういう記述があります。もっとも、コハクが紀元前数千年前から古代ギリシアで珍重されたのは、コハクのそういう不思議な力ではなく、「海のゴールド（黄

金)」というコハク独特のもつ装身具・護身具用の効能にあったようです。遠路はるばる北のバルト海から南の地中海沿岸の国々まで運ばれてきたコハクは、装身具の効用もさることながら、近代になると、磁気ならぬ電気の発見に大きく道をひらくことになりました。現代、私どもが electricity（英語で「電気」）とか electro-（電気の→電化製品）といって広く用いている言葉は、じつは ēlektron（コハク）からきているのが何よりの証拠です。コハクを摩擦すると静電気が発生するからです。しかし、古代・中世では、磁気と電気との区別ははっきりさせようもないままでした。その区別を示唆する記録は多少あるにはあったのですが。

　以上のようなわけで、さきのアラビア鉱物書中の毛髪や爪を引き付ける鉱物に焦点を当ててみると、どうしても、現代の「電気石」といわれるトルマリンとコハク（および、その類似物）以外にそのそれらしいものが見当たりません。古代ギリシアのプラトンやテオフラストスなど哲学者の文献には、確かにコハクがごく軽いものを引き付けるという記載はあるものの、アラビア鉱物書にはそういうコハクの記載はなく、いきなり毛髪や爪を引き付けるマグネット、という記述になって出てまいります。しかし、さきほどから言っているように、マグネット本来の磁気作用ではなくて電気作用、しかも、毛髪はいざ知らず爪までも引き付けるとなると、コハクよりももっとはっきりしていて強い力のものを求めれば電気石のトルマリンしかないのではないか、ということにもなります。しかし、その魔法の石トルマリン自体がヨーロッパにそれと知られるようになったのは19世紀も終わりになってから。圧力を加えるとか加熱するとかの場合に電気（静電気、コハクの場合と同じ）が発電機のように生じ、例えば髪の毛なんかも容易に逆立てるのです。

　電気伝導度や熱伝導度の高い金や、そういう伝導度はなくても

やや重い爪を引き付ける力がトルマリン発電機にはあるといっても、少なくとも外見的に、また産地的にトルマリン鉱石とほぼ同定できるものではないと、どうしても話が合わなくなってしまいます。そこが、とても難しい問題になる点です。トルマリンは、私の推察するところでは、アラビアの場合どうも東の方から来たものである、と考えれば、その産地として有名なスリランカ、そこからインド経由か直接にアラビアへ、というコースが考えられます。しかしアラビア鉱物書に書かれているのは、「この石の産出坑は西方の山にある」とあります。また、「金を引き付ける石は黄色の石であるが、いくぶん灰色が混ざり、滑らかで、柔らかい物質でできている」とあるところからすると、これはどうもコハクまたはその類似物ではないかということになります。コハク・ロード（コハク道）は、バルト海からエルベ川→ドナウ川→ガリア・アルプス越え→イタリアへ、と考えられますから、西方の山ということ（アルプス・ルートの周辺に住んでいたイタリア地方住民が媒介していた）もうなずけます。さらに、「毛髪を引き付けるマグネット」の場合の描写（さきの該当箇所参照）にも、やや小ぶりのコハク（またはコハク様物質）が該当するのではないかと考えられます。しかし、では、例えば「爪を引き付けるマグネット」の場合はどうでしょうか。「薄い白に塵のような灰色が混ざった石」は「鉄のマグネットが鉄を集めるように、地面にある切り取った爪を集める」とある石とは、果たして電気石「トルマリン」なのでしょうか。普通、私どもが手にしているトルマリンは赤とか緑の美しい配色のものですが、アラビア鉱物書に出てくる静電気発生の石は、黄色であったり、白に灰色の混ざったりしたものです。さいわい、トルマリンは産地によって種類によって色とりどり（白もあり黒もある）なのですが、ここでいう爪の場合がトルマリン石であると推測すること自体、じつは頼りないものなの

です。しかし、静電気をおこす石の場合、灰化すると非常に大きな電位差が生ずることは、トルマリンの説明で申しあげたとおりですが、アラビア鉱物書の叙述でも、この灰化がところどころで示唆されているのも事実です。コハク、トルマリン、いずれの場合かわからないながら、いわゆる静電気発生石に何らか一石を投ずる意味だけは少し考察できたことで、ここでのマグネット石談義としておきましょう。

　さて、磁気・電気・電磁気などは科学的にさらに分析し計算していけるとしても、土や水・空気・光り、そして全宇宙の原生命のさまざまな変容の美しい共振・共鳴・共演・調和は、科学・哲学・宗教の知恵をもってしてもいぜん神秘的であり、ただひたすら修業の努力と祈りの遍歴をするなかでのみ、誰にでも宇宙の永遠の生命の光りには何らか瞬時に触れられるもの、と私は確信しております。

解説——アラビアの鉱物書について

翻訳家 高橋邦彦

　もし、アリストテレスが著した鉱物書が存在したら、関心を寄せる人も結構多いのではないでしょうか。プラトンと並び称される哲学者アリストテレスは、『動物誌』という、500種をも越える動物や魚や昆虫などに関する、観察に基づいた詳細な研究で、生物研究の端緒を成す書を著しもしました。さらに『気象論』『天体論』などの著作もあり、タレスに始まるギリシアの自然探究を体系化しました。その大学者が鉱物を論じた書があれば、大いに興味をそそられますが、実は、存在していません。では、「アリストテレスの鉱物書」と称される、このアラビア語で書かれた鉱物書は、いったい何？と思われるのは無理もありません。アリストテレスが著したオリジナルが散逸し、アラビア語訳が現存しているのでは、と考える方もおられると思いますが、この鉱物書の具体的内容を知れば、アリストテレス自身が記した書とは決して思わないでしょう。この書が成立した頃、ギリシアの哲学や医学などが翻訳を通じてアラビア世界にもたらされ、その中でアリストテレスの名は絶大な権威を得ていたため、その名を冠することにより、書の価値を高めようとしたに相違ありません。

　しかし、アリストテレスの著作ではないと言っても、この鉱物書のもつ独自な価値や魅力が失せるとは思われません。この書は、主に次の三点で、きわめて興味深いものがあります。まず第一に、アラビア錬金術との密接な関連です。次に、薬物書と呼ぶほうがふさわしいほど、医薬学的効能に関する記述が多いことです。最後に、アレクサンドロス大王伝説との結びつきです。

　さて、上に述べたことをより具体的に触れる前に、この鉱物書

に関する基本情報や構成について述べておきます。この書には、複雑な成立過程の跡が見受けられます。オリジナルなものが成立したのは9世紀頃とされ、現存する書は、一人の著者によるものではなく、後世に加筆されたり、改変されたと考えられます。鉱物書とはいっても、真珠、サンゴ、動物に由来する石など今日では鉱物とは見なされないものも含み、72種扱われており、次のように3つのグループに大別できます。

（1）宝石並びによく知られた有用な鉱物
（2）驚くべき、不思議な力のある石
（3）錬金術に関連する鉱物

第1グループの先頭は、真珠で、その発生の神話的説話を含み、他を圧する記述量の多さからいっても、中世のアラビアでは最高の価値をもつ宝石とみなされていたことはいうまでもありません。以下ザバルジャド（エメラルド？）、鋼玉、トルコ石などアラビア人にとって親しい宝石で有用性の高いものが続きますが、中世ヨーロッパの類書に比べて、扱われる宝石類の数が少ないのも、この鉱物書の特徴と言えます。第2グループは、最初に金や銀、肉や爪などを引き付ける石が個別に7種扱われ、そうした「磁石」に対するアラビア人の驚きと並々ならぬ関心がうかがえます。その後、「魚を集める石」「産卵を楽にする石」「眠りをもたらす石」「眠気をとる石」といった摩訶不思議な力をもつ石がとりあげられています。後二者のように、相反する力や性格を持つ石がいくつも対として述べられている点に、アラビア人の好みがよく表れています。第3グループでは、鉱物に関する記述が、伝承というより、実際の観察や実験に基づいている場合が多い点に注目すべきでしょう。

それでは、先に述べたことをもう少し具体的に述べましょう。まず、アラビア錬金術との関連では、硫黄、水銀、辰砂、岩塩、

石黄など錬金術に関わりの深い鉱物が次から次へと出てきます。実のところ、錬金術の作業を具体的に順序だって述べた箇所はほとんどありません。しかし、その作業や化学的実験を通して得た知見は、数多く記されています。たとえば、「硫黄とマルカシーサー（白鉄鉱？）を加えたものを振りかけると、金は純化する」（「金」）、「真鍮を溶かし、硫酸塩を入れ、ホウ砂を少しかけると、金に似たものが生じる」（「銅」）といった記述は、頻繁に見られます。それから、鉱物の色や、ある処置を加えた時の色の変化に並々ならぬ注意が向けられている点も、錬金術は、一種の金属染色術と言われることを考えると、見逃せません。アラビア錬金術の金属理論で最重要な硫黄と水銀についての記述でもその例が見られます。「それ（硫黄）は、白いものを赤くし、色付けする。それは似ている別の石に自分の色をおびさせる」、「また水銀は、金や真鍮の色を奪うが、その２つを熱すると、色はもとに戻る」。こういう色の変化に対するこだわりは、この鉱物書の顕著な特色です。最後に、錬金術とは関わりがないような箇所でも、錬金術的な思考が働いていることを述べましょう。真珠は「温と冷、乾と湿が同じ割合で混合している」と優れた性質を暗に示唆している記述があります。つまり真珠は、「つり合い」のとれた宝石ということです。ところで、アラビア錬金術では、金属は、熱にして乾なる本性をもつ「硫黄」と、冷にして湿なる本性をもつ「水銀」が結合してできると考えました。そして、金は、その両者が純粋で過不足なく同じ割合で「つりあった」結果、生じたものでした。金もまた「つり合い」のとれた金属なのです。真珠を賛美するとき、こうした錬金術的な発想があったことは間違いありません。

　次に、この鉱物書が薬物書と呼んでもよいほど、医薬学的効能に関する記述に富む点です。それは、「ここでは、その学問の二つの面にのみ目を向けている。そのひとつは、物質をつくること

であり、もう一つは医薬としての石の用途を教えることである」と序文で書の編集意図をはっきりと明言していることからもわかります。中世ヨーロッパの類書と比べてみましょう。石（鉱物）を身につけたり、指輪にするといった用法は同様にかなりあるのですが、西欧の類書の方は、「争いに勝つ」、「愛情を深める」、「予言できるようになる」といった神秘的・超自然的な力を発揮する例が多いのに比べて、アラビア鉱物書では、主として病気や傷に効くことが圧倒的に多いように思われます。特筆すべきは、この書では、鉱物を薬剤とする場合、その大半が粉末薬として用いることです。大槻先生は本書で、粉末薬としての例を34か所すべて引用していますので、ぜひご参照ください。粉末薬剤としての利用は、中国、インド、チベットといった東方の医学の影響と考えてよいと思われますが、東方医学では、たいていが鉱物の粉末薬に薬草を調合するのに対し、アラビア鉱物書では、粉末薬に薬草を加えるという記述はほとんどないことが大きな相違です。さて、効能としては、目の病気を治したり、視力を強化する例が目立ちますが、これは、当時のアラビアで眼病による失明者が多かった事情をよく反映しています。

　最後に、この鉱物書をとりわけ独自なものにしているのは、アレクサンドロス大王伝説が織り込まれていることでしょう。これは、古代末期から近世にかけて、アレクサンドロス大王の事跡にまつわる空想的な奇譚に満ちた物語の総称ですが、元々は、大王の遠征に同行した歴史家カリステネスの名をかりた、『アレクサンドロス大王物語』(3世紀頃)という偽書に端を発しています。この物語が、写本から写本へと転記され、翻訳に翻訳を重ね、様々な言語で語り継がれていくうちに、その範囲は、ヨーロッパから東南アジアにも及びました。伝播する過程で、挿話、奇談が次々と付加され、各地域の神や賢者や英雄などの伝承とも結びついて、

説話となっていきました。この鉱物書では、「私（アリストテレス）の弟子アレクサンドロス」とあるように、大王が、神のごとき知者アリストテレスからあらゆる知識や魔術をも伝授されて、自身もまた超人的な知恵の持ち主として登場します。金剛石について述べたところでは、大王は、誰も到達したことがない谷に達して、谷底にある金剛石を、知略を巡らせて、手に入れる説話が添えられています。また大王は、別の箇所では、鉱物の魔術的な力を知悉した者として描かれています。

　この鉱物書が成立した頃は、アラビアの科学が飛躍的に発達した時期でもあります。当時のアラビア人の科学的精神をうかがわせる貴重な資料として、この書がより深く研究されることを望みます。

大槻真一郎先生の思い出

元・明治薬科大学非常勤講師　小林晶子

　とある日、大槻先生が定年退職を意識されるようになった時期のこと、「小林君にこっそり見せるんだけど」と一言前置きしてから見せて下さった数枚のカード（語源辞典編纂の折に用いたクリーム色の小さな原稿用紙で、まだ大量に残っていました）には、決して少なくない数の、書名のような小見出しのようなフレーズが書かれてありました。「これはね、僕が生涯、九十歳までにやろうと思っている研究のテーマなんだよ。いくつ実現出来るかはわからないけど、一つ一つやっていこうと思う。」その時は何やら慌ただしい時で、それらについてじっくりお話を聞けないままになったのが、今思うと残念です。ただ、「わぁ！先生、結構たくさんありますね。九十歳では足りないかもしれませんねー。」と軽口で返した覚えがあります。本当に内緒だったかどうかはわかりませんが、先生はあのカードをずっとお持ちだったでしょうか、一つ一つチェックマークを付けていったのでしょうか。それとも、新たなテーマを次々と見つけ、枚数が増えていったのでしょうか。

　大槻先生に初めてお会いしたのは、昭和57年の日本医史学会京都大会で、私が師事していた石渡隆司先生（当時、岩手医科大学教養部哲学科教授）に引き合わせていただいたときのことです。黒縁のメガネが似合う「ザ・学者」という印象でした。4年後、結婚を機に岩手を離れる際、両先生が労をとって下さり、春から明治薬科大学付属資料館に非常勤職員として務めることになりました。大槻先生のお仕事ぶりや人柄に直に接するようになったのは、資料館での仕事、先生の早稲田のゼミに出させてもらったこと、

そしてなにより古典科学書の翻訳及び出版という、ものすごい質と量のプロジェクトの末席に加えてもらった時からです。

　勤務した資料館では、「名物おばさん」こと長嶋百合子さん（資料館専任職員）の指示の下、最初は独特な匂いのする地下室にこもって静かに生薬サンプルのカード作りをしていました。しかし、ほどなく大槻先生の号令一下、機関誌「薬叢」の編集、科学史ビデオの制作、公開講座開設などの業務の補佐に、次々と放り込まれることとなりました。忙しいながらも充実した時間を過ごしました。のちには薬学ラテン語の基礎を教える非常勤講師も務めさせていただきました。

　先生は専門分野以外にもセンスがおありで、とくにお人柄ゆえのパワーなのでしょうか、異業種の人々の心もがっちり掴んでおられました。ヒポクラテスのビデオの最終的な編集作業では、先生とスタジオにお邪魔しました。あれこれ質問やお願いをして煙たがられた私と違い、先生は「ここからは専門家に任せましょう」と細かい口出しはせず、ゆったりと構えてパート毎に確認しオーケーを出していかれました。終了したのは朝、スタジオを出るとまだ人気の少ない早朝の新宿です。「一晩明かしちゃいましたねー」と思わず茶化してみました。監督、演出家の方々は先生の情熱に巻き込まれ、想定を超える勉強と労力と根気をつぎ込まざるを得なくなったようです。とりわけ基本構想とシナリオが出来上がるまでの過程においては、妥協せず信念を持って突き進む先生の姿勢が遺憾なく発揮され、なかには、夢の中で先生を殴ったという演出家もいらしたとか。先生の静かな、しかし延々続くかと思われるダメ出しには、巣立っていった弟子の皆様もため息を漏らしたはず……。

　せめてお役に立ちたいと、翻訳やゼミに必要な資料をせっせとコピーしたことへの報酬だったのでしょうか、時々近くのお店で

お昼をご馳走していただきました。お蕎麦屋さんではほぼカレーうどんを頼まれていました。スーツで白いワイシャツなのにとの心配をよそに、慌てず騒がず汁まで着々と召し上がりました。お仕事ぶりと重なるものだと感心した次第です。

明薬から早稲田のゼミに向かう際、歩道のない細い道も通りますが、先生はいつも真ん中を歩かれました。クラクションを鳴らされるまで堂々と。かえって車のほうが注意して避けてくれるから、とのことでした。道すがらいろいろ逸話を聞かせていただきましたが、たとえどんなに困ったことや難儀なことでも、むしろ人間観察を興味深く楽しんおられるようで、いつもの笑顔でお話されたのでした。

その後、遠方に引越したり子供が出来たりで、次第に先生との交信が淡くなってしまいました。中途半端になった仕事を皆さんに後始末をしていただいて、先生にもご迷惑をおかけしたはずなのに、子育てが一段落したらまた何か一緒にやりましょう、と声をかけてくださいました。本当にありがたいことでした。

「Arbeit ist Gebet. 労働（実験）は祈りである。」これは、名薬の創設者恩田重信先生の座右の銘で、大槻先生はとても共鳴されていました。資料館の機関誌「薬叢」に寄稿された文章の中にも幾度か記されています。「"物理的物質世界の研究に一生を捧げる優れた科学者たちの奥深い精神に宿る極めて真摯で純粋な宗教的心情"を決して軽んじてはならない」とあります。全5作のビデオ作品にも敬虔な「祈り」のイメージが繰り返し登場します。若手が集まる翻訳作業の中でも、あるいは学生たちと接する中でも、誠実に向き合ってくださる先生のお姿は、この「祈り」というキーワードで得心できるような気がします。

学問領域ではブルドーザー役を自認していらした先生らしく、真っ直ぐ思うところへ進んでいく力は、教授会や理事会での「戦

い」といった形でも現れたと聞いています。先生の武勇伝は多くの皆様がご存知でしょう。でも私は激しい口調の先生を思い出せません。──机に積まれた本や資料、枯れそうで枯れない植物たち、何が写っているのか最後まで私にはわからなかった引き出しの貴重なマイクロフィルム──私の記憶の中の先生は、あの懐かしい教授室で、大きな虫眼鏡を片手に辞書を読み、万年筆で丁寧な字を書き、外ではいつも重いカバンを持ち、姿勢正しく歩く、初対面の印象からずっと変わらない大槻先生なのです。

あとがき

　「シリーズ・ヒーリング錬金術」の最終巻、『アラビアの鉱物書』を刊行することができました。本書も、故大槻真一郎先生が国際自然医学会の機関誌『森下自然医学』に「宝石のオーラ」というタイトルで連載なさった記事の中から、『アリストテレスの鉱物書』に関する部分をまとめたものです。連載の原題は、「鉱物のスピリットと宇宙の意思、鉱物・金属のもつ化学的・医学的効用 ──『アリストテレスの鉱物書』（アラビア語訳本）から──」であり、全部で12回の連載でした。今回読んでいくテキストのギリシア語原典は存在せず、アラビア語で伝わっており、ギリシャの影響が大きいとはいえその内容が著しくアラビアの特徴を示していることから、タイトルは『アラビアの鉱物書』としました。一般的には書名は、アリストテレスの著作として伝わっていたものなので、『アリストテレスの鉱物書』と呼ばれています。本書の本文中では、両方の呼び名を用いています。この『アリストテレスの鉱物書』そのものに関しては、著者も本書の中で詳しく解説を試みてはいますが、日本ではほとんど一般に知られていないので、概要を端的に把握できるようにと、高橋邦彦さんに解説をお願いしました。まずはそれを参照いただければと思います。また、著者の大槻真一郎先生については第1巻の、連載雑誌の紹介については第2巻の、それぞれ「あとがき」で詳しく書きましたので、参照していただければ幸いです。編集の方針に関しても第2巻の「あとがき」に述べました。

＊

　内容について。前著のヒルデガルトのときはテキストを読む前

に知っておくべき基本的事柄の説明がありましたが、本書では第1章の初めからテキストの「序文」と「第1項目」が検討されます。ギリシア的学問のアラビア化を説明するのに、じっさいの本文に当たった方がわかりやすいとの判断からであると思われます。第2章になって、その周辺や背景的な説明に入り、テオフラストスの鉱物論も紹介されます。そして第3章で「アレクサンドロス大王伝」との関連が説明されます。第4章ではアラビア医学の概要を試みて、第5章と第6章では、錬金術との関連あるいは比較から『鉱物書』の記述内容を検討します。そしてようやく第7章で個々の宝石・鉱物の考察に移ります。最後の第8章では薬理に関して、粉末薬としての用い方について東西の比較の視点から論じ、「お守り」としての用い方についても取りあげます。この章の終わりに書かれている「マグネット」と「コハク・トルマリン」に関する記述は、最も著者らしい一面がうかがえます。著者は、いろいろなものを引き付けるマグネットがどうしてそうしたものを引き付けるのかという問題を、その記述の内容を前提としたうえで真正面から、さまざまな情報を手がかりにして考察・推論します。

　このように本シリーズに共通して言えることですが、著者はきわめて具体的に話を進めます。個々の石や宝石に注目し、テキストの記述をとおしてその世界へと読者を誘います。こうした述べ方に見られる具体的な個物への徹底性には理由があります。本書の書き始めである冒頭を読むと、その一端がうかがえます。

　　私はかつて、およそ哲学の勉強を志(こころざ)すかぎりは、やはり
　すべてを支配する絶対精神を追求し、下界にうごめく形而下(けいじか)
　的な物質世界を睥睨(へいげい)する天界の精神世界、つまり形而上(けいじじょう)の
　世界をきわめなくてはならないと思っていました。しかし、
　人生の半ばから一転して、以上の思いあがった傲慢不遜な考

え方を深く恥じ、一石・一木・一草の魂に立ちかえること、いや、これらすべてにもそれぞれに秘められた無限の永遠の大きな宇宙意思が深く込められていることに、私は強く気づき始めました。（本書1頁）

ここに言われている「人生の半ばから」とは、いつのことなのでしょうか。著者は、明治薬科大学の最終講義のなかで、自分の過去を振り返って以下のように述べております（『薬叢』第7月号1992年）。

> コツコツと点である単語を追い求めて、その歴史的な由来をたずねることに徹し、点から線→面→立体→時・空間の四次元世界、さらに高次の世界へと進み、そこから科学史原典研究構築に向かったときの私、その一里塚にすぎなかった『科学用語・独‐日‐英・語源辞典・ギリシア語篇』と『同・ラテン語篇』（合計A5版本で1600ページ余り）を20年前から数年間苦労して作った思い出も、いまは遠い昔となってしまいました。しかしそこで学んだ動物や植物や鉱物その他の名前・用語の言霊が、その後の大きな展開につながろうとは、当時は全く思い及びませんでした。

このことから、『語源辞典』の執筆が大きな契機となったことが察せられます。現に、2つの『語源辞典』は、「ギリシア語篇」が49歳（1975年）のときに、「ラテン語篇」が53歳（1979年）ときに刊行されているので、その準備はかなり前から進められていたと言えます。またそれ以降、確かに原典の翻訳が、パラケルスス（54歳）、ディオスコリデス（57歳）、ヒポクラテス（59〜62歳）、ケプラー（60歳）、テオフラストス（62歳）、プリニウス（68

歳）など、次々と出ており、つまり、語源辞典の執筆期間を経てその刊行後に、多産な時期が到来したことがわかります。さきの引用部分の直前では、「数限りない多くの点（例えば単語）が、多くの線となり、面となり、三次元の立体となり時・空間の歴史（四次元）となってまいりました」とも述べています。

　したがって、本シリーズでは鉱物名が中心ですが、植物名や動物名も含めて、その言葉の由来を尋ねることは、古典を読むための鍵になっていると言ってよいでしょう。著者のさきほどの言葉を用いて言えば、語源が説明されたそれぞれの単語は、点として始まって、線へ、面へ、立体へと展開し、おのずから原典の世界を構築しているのです。ということは、じつは、本シリーズの隠れた主人公は個々の鉱物たちです。それゆえ、名称が具体的に何を指しているのかということも含めて、言葉の由来を尋ねることは、著者にとってどうしても必要な作業であったと言えるでしょう。それは本シリーズの大きな特徴ともなっています。古典語の授業では、語源をさかのぼるだけでなく、そのギリシア語・ラテン語からつくられた近・現代語についてもしっかり答えねばならなかったことを思い出します。

　ところで、著者は、1972年に原書房から単著で『人類の知恵の歴史――宗教・哲学・科学の知恵をとおして見たもの』という大部の本を出版しています。タイトル・副題はとても壮大です。この本はじつは、「かつて」の著者が哲学の勉強を志して学んだそれまでの成果をまとめたものです。著者自ら、この『人類の知恵の歴史』を私の前に差し出し、まさに「思いあがった傲慢不遜な考え方を深く恥じ」、その気持ちを、照れくさそうに笑いながら語ったことがありました。そうした気持ちからか、雑誌記事の執筆者紹介欄にはこの著書が挙げられることはなかったと記憶しています。この本の存在すら知らない人もいるかもしれません。もっ

とも、最晩年にはこの本が紹介欄に挙がっていましたので、若いころの自分を受け入れる（なつかしむ？）気持ちもあったのだろうと思います。

*

　本書は刊行されるまでには多くの方々の協力を得ています。国際自然医学会の森下敬一会長には、記事転載の許可をいただきました。翻訳家の高橋邦彦さんには、『中世宝石賛歌と錬金術』に引き続き今回もまた解説をお願いしました。小林晶子先生には追悼文を書いていただきました。小林先生は明治薬科大学で非常勤講師としてラテン語を担当なさっていたとき、古典ギリシア語とラテン語の翻訳を大槻先生が刊行する際、共訳者としてだけでなく多方面でご活躍なさったかたです。そして、コスモス・ライブラリーの大野純一社長、棟髙光生さんには、編集作業に関して有益な助言を頂戴しました。素敵な装丁で送りだせたのは、河村誠さんのおかげです。また、岸本良彦先生（明治薬科大学名誉教授）、坂本正徳先生（明治薬科大学元学長）、向日良夫先生（明治薬科大学特任教授）、大槻マミ太郎先生（自治医科大学教授）、そして大槻真一郎先生を慕う多くの方々から、ご支援の言葉をいただきました。この場を借りてお礼を申し上げたいと思います。

2017年12月7日　　　　　　　　　　　　　　監修者　**澤元 亙**

索引

──ア──
アーユルヴェーダ 49, 123-124
アヴィケンナ 51, 84
亜鉛 27, 87, 92, 109, 117, 130
亜鉛華 92, 117
アギ →アサ・フォエティダ
アキーク →紅玉髄
アサ・フォエティダ 135
アストゥールス 11, 12
アダマース 29
アダマントス 29
アメフラシ 136
アラバストリテス 20
アリストテレス 1-3, 5, 7-10, 14-15, 17-18, 21-22, 24-27, 29-30, 34-36, 38, 51, 54, 58, 60, 68, 77, 79, 81, 85, 119, 121, 128, 134
アル=ラージー →ラーゼス
アル・マムーン（教王） 5
アルマース 29, 52, 69, 113
アレクサンドロス大王 3, 8, 24-25, 27-29, 33-35, 134
アンバリッシュ 108
アンバリッユ 3
硫黄 14, 61, 69, 71-75, 79, 81-83, 85-88, 90-92, 104, 115, 121, 132
硫黄塩 92
硫黄華 121
イチジク 117-119
稲妻石 116, 128
イブン・シーナー →アヴィケンナ

印鑑 20-21
ウスルブ・ラサース 74
海の動物の石 117
雲母 73, 116
エウリピデス 133
エメラルド 3, 10, 19, 21, 96-100, 103-104, 113, 123, 127
エメラルド灰 123
エリキサ 46, 59-62, 65, 68, 73, 84
エン（塩） →塩（シオ）
塩化アンモニウム 92
塩化ナトリウム 42, 90-91
鉛丹 77
鉛白 77
王水 84, 92, -93
オケアノス 11, 14, 21
雄黄 89, 115
驚くべき石 116, 129-130
オパール 122

──カ──
ガーネット 20
灰化 33, 88-89, 107, 109, 111-112, 115, 117-118, 134-135, 141
海水 11-12, 39, 41, 118
潰瘍に効く石 116
カボチャ 136
カラク石 128
ガラス 26, 59, 71, 88, 113, 115-116
カリステネス 33, 35

159

軽石　117, 130
ガレノス　51, 54, 57, 61, 120
岩塩　89, 127
キケロ　133
キブリート　71, 115
共感　37, 38
強磁性体　137-138
キルス　16, 88-89, 115
ギルバート（W・）　133
金　9-10, 18-19, 27, 33, 62, 65, 71, 73, 75-78, 82-83, 85, 88-90, 92-93, 96, 104, 106-107, 115, 134-136, 139-140
銀　9, 18-19, 27, 33, 46, 62, 73, 75-77, 79-80, 82-83, 88-90, 92, 115, 134-135, 137-138
金水　92
クジャク（孔雀）石　3, 98, 103-104, 108, 114, 127
苦土　42
珪酸　42
ゲーテ　13, 37
ゲーベル　54, 58-59, 61-66, 68-69, 84-85, 89, 92
血液　68, 124
解毒石　105, 114, 128
ケプラー　66
ケルニテス（大理石の一種）　20
賢者の石　59-60, 65, 91
鋼玉　3, 10, 74, 100-103, 113-114, 123, 127, 129
黒胆汁（質）　12, 55, 68, 72, 104, 108, 114
コール（目の粉末薬）　107, 113, 115-117
コハク（琥珀）　19, 108, 137-141
コハク・ロード（道）　140

コバルト　137-138
コランダム　10, 100, 123, 127
金剛砂　106
金剛石　3, 29, 30, 52, 69, 95, 106, 113-114, 123, 128

——サ——
サートン（G・）　9
ザクロ（ざくろ）石　3, 102, 127
サソリ　104, 106, 114, 128
ザバルジャド　96, 98, 113
サファイア　100-101, 123
ザブフ　3, 107, 115, 128
サルディオン　20
サレルノ　51
酸化亜鉛　92, 117
３原質　81-82, 90
サンゴ灰　123-124
三位一体　81
ジーバク　73, 81
塩　42, 46, 63, 81-82, 89-91, 122
磁気療法　93, 134
磁石　9, 19, 132,-133, 137-138
自然医学　38, 50
自然治癒力　50-51, 55
シナモン　31-32
縞瑪瑙　3, 103, 114, 127
ジャービル　→ゲーベル
ジャズゥ　→縞瑪瑙
ジャスパー　101
シャルシート　130
昇華　46, 65, 121
昇華器　46
蒸発気　14, 60-61, 81, 121
蒸留器　46, 59-60, 92, 136
蒸留水　42
辰砂　22, 78,-79, 81

真珠　3, 10-14, 21, 27, 41, 52-53, 68-69, 95-96, 99, 113, 122-123
真珠灰　123
真鍮　9, 73, 83, 88, 130, 135, 138
酢　22, 78, 104
水銀　10, 14, 22, 61, 69, 71, 73-75, 77-83, 85-87, 90-91, 135
筋のある石　117
錫　27, 77, 135
スズメバチ　104, 106, 114, 128
スマラグドス　19-21, 96, 99, 113
スミルゲル　3, 52, 114
ズムッルド　96, 98
スンバーザージュ　52
精液　11, 14
生気（精気）論　125
精神神経免疫学　68, 124
静電気　139-141
石灰　16, 42, 88-89, 112, 115, 125, 132, 135-136
雪花石膏　20
赤鉄鉱　79
セラピオン（11世紀）　7
ソーダ　92, 130
ソクラテス　1, 15
ゾシモス　61-62, 75-76

──タ──

ターリクーン石　130
代数学　53
ダイヤモンド　29, 69, 95, 99, 106, 113, 123
ダイヤモンド灰　123
大理石　20, 105
ダフナジュ　→孔雀石
炭酸塩　109

炭酸銅　108
胆汁質　55
チベット医学　112, 119, 122,
釣り合いの方法　→ミーザーン
ディオスコリデス　25, 51-52, 73-74, 79, 120
テイラー（F・S・）　4, 43, 66
テオフラストス　14, 17-18, 21-22, 25, 36, 77, 79, 119-120, 139
鉄　9, 27, 33, 59, 77, 79, 83, 86, 88, 100, 109, 115, 117, 129, 132-134, 136-138, 140
鉄粉　111, 121
電気石　41, 139-140
砥石　117, 129
銅　9, 22, 27, 33, 76-78, 83, 86-89, 92, 103-104, 108-109, 115, 130, 134-135, 137-138
ドゥッル　10, 21, 27, 68, 113
動物磁気　93, 134
動物の石　116-117
トルコ石　3, 106, 114, 122, 128
トルマリン　41-42, 137, 139-141

──ナ──

ナトルーン　92, 130
鉛　9, 27, 33, 71, 74-77, 79, 83, 87, 92, 113, 117, 134-135, 138
ニッケル　137-138
二枚貝　11, 21, 118
ニンニク　116, 119, 132
ネストリオス（派）　23, 26, 44
眠気をとる石　116
粘液質　55

──ハ──
バーズフル　105, 114
灰薬　122, 125
ハエ（蝿）　104, 114
白鉄鉱　16, 83, 88, 115
バシャジッユ　→ざくろ石
芭蕉　39
バッチ（花治療）　39, 122
パラケルスス　50, 81, 121
バルクゥィユ　116, 128
パレ(近代外科学の父)　50
反感　37, 38
礬類　46, 92-93
砒素　89, 115
砒素硫化物　115
ピタゴラス　57, 64, 68
ヒポクラテス　39, 50-51, 54, 57, 61, 120, 126
平田寛 "9, 66"
微量元素　41, 109
ヒルデガルト　1, 4, 13, 19, 39, 68. 120
フナイン　26, 51
プラトン　1, 15, 16, 54, 68, 133, 138, 139
プリニウス　8, 9, 14, 98, 100-101
糞石　3
粉末薬　106-107, 111-123
碧玉　101
ヘシオドス　76
ペスト　101, 127
ベゾアール　105, 114, 128
紅玉髄　3, 20, 102, 113, 127
紅玉髄　20, 102, 113, 127
ヘビ　29, 106, 114, 116, 128
ヘラクレイア（の石）　19, 133
ヘルメス　34, 80-81

方鉛鉱　92
硼砂　71, 89, 92, 115, 130
ホウ素　42
ボトラン（イブン・）　52
ホメオパシー　125-126

──マ──
マーナグダス　129
マギ僧　98, 101
マグナティース　115, 132
マグネス　9, 133, 138
マグネット　3, 9, 115, 131-134
マルカシーサー　16, 88, 115
マルカシーサー　73, 88, 115
マルガリテス　21, 27
マルジャーン　　　123
マルボドゥス　95, 98, 101, 122
ミーザーン　61, 65
水石　116
源義経　34
ミャーフ　116
明礬　92, 116
メルクリウス　80

──ヤ──
ヤークート　74, 100, 113
矢島裕利　9
雄黄　89, 115
ユナニ　49-50
羊水　41
4気質　10, 55
4基本性質　5, 13, 50-52, 58, 62, 68, 126
4元素　5, 54, 58, 61-63, 68, 81-82, 121
4体液　11, 50, 55, 57, 68

162

──ラ──
ラーズワルト　107, 114
ラーゼス　43, 47-48, 51, 84
ラピスラズリ　3, 20, 107, 114
ランビキ　→蒸留器
硫化水銀　79
硫酸アンチモン　92
硫酸アンモニウム　92
硫酸塩　93, 109
硫酸鉄　92
硫酸　92
硫酸鉛　92
リュディア（の石）　19, 133
燐　27
類感（医療／療法）　124-125
ルスカ（J・）　2, 25
ルビー　20, 100, 123
ルビー灰　123
霊薬　59, 121
礪砂　62, 92

著者・監修者紹介

大槻真一郎（おおつきしんいちろう）

1926年生まれ。京都大学大学院博士課程満期退学。明治薬科大学名誉教授。2016年1月逝去。科学史・医学史家。〔著書〕『人類の知恵の歴史』(原書房)、『科学用語・独-日-英・語源辞典・ラテン語篇』、『同・ギリシア語篇』、『記号・図説錬金術事典』(以上、同学社)、『医学・薬学のラテン語』(三修社) など。〔訳書〕『ヒポクラテス全集』(編訳・エンタープライズ社)、テオフラストス『植物誌』(八坂書房)、プリニウス『博物誌 (植物篇・植物薬剤篇)』(監訳・八坂書房)、ケプラー『宇宙の神秘』(共訳)、パラケルスス『奇蹟の医書』(以上、工作舎) など。

澤元 亙（さわもとわたる）

1965年生まれ。現在、明治薬科大学・防衛医科大学非常勤講師。〔訳書〕ピーター・ジェームス『古代の発明』(東洋書林)、プリニウス『博物誌 (植物薬剤篇)』(共訳・八坂書房)、ハーネマン『オルガノン』、ケント『ホメオパシー哲学講義』、ハンドリー『晩年のハーネマン』(以上、ホメオパシー出版) など、博物誌・医学書の古典翻訳に従事。

シリーズ「ヒーリング錬金術」④
アラビアの鉱物書——鉱物の神秘的薬効

©2018　著者　大槻真一郎
監修者　澤元　亙

2018年2月27日　第1刷発行

発行所	㈲コスモス・ライブラリー
発行者	大野純一
	〒113-0033　東京都文京区本郷 3-23-5　ハイシティ本郷 204
	電話：03-3813-8726　Fax：03-5684-8705
	郵便振替：00110-1-112214
	E-mail：kosmos-aeon@tcn-catv.ne.jp
	http://www.kosmos-lby.com/
装幀	河村　誠
発売所	㈱星雲社
	〒112-0005　東京都文京区水道 1-3-30
	電話：03-3868-3275　Fax：03-3868-6588
印刷／製本	モリモト印刷㈱

ISBN978-4-434-24428-5 C0011
定価はカバー等に表示してあります。

「コスモス・ライブラリー」のめざすもの

古代ギリシャのピュタゴラス学派にとって〈コスモス KOSMOS〉とは、現代人が思い浮かべるようなたんなる物理的宇宙（cosmos）ではなく、物質から心および神にまで至る存在の全領域が豊かに織り込まれた〈全体〉を意味していた。が、物質還元主義の科学とそれが生み出した技術と対応した産業主義の急速な発達とともに、もっぱら五官に隷属するものだけが重視され、人間のかけがえのない一半を形づくる精神界は悲惨なまでに忘却されようとしている。しかし、自然の無限の浄化力と無尽蔵の資源という、ありえない仮定の上に営まれてきた産業主義は、いま社会主義経済も自由主義経済もともに、当然ながら深刻な環境破壊と精神・心の荒廃というつけを負わされ、それを克服する本当の意味で「持続可能な」社会のビジョンを提示できぬまま、立ちすくんでいるかに見える。

環境問題だけをとっても、真の解決には、科学技術的な取組みだけではなく、それを内面から支える新たな環境倫理の確立が急務であり、それには、環境・自然と人間との深い一体感、環境を破壊することは自分自身を破壊することにほかならないことを、観念ではなく実感として把握しうる精神性、真の宗教性、さらに言えば〈霊性〉が不可欠である。が、そうした深い内面的変容は、これまでごく限られた宗教者、覚者、賢者たちにおいて実現されるにとどまり、また文化や宗教の枠に阻まれて、人類全体の進路を決める大きな潮流をなすには至っていない。

「コスモス・ライブラリー」の創設には、東西・新旧の知恵の書の紹介を通じて、失われた〈コスモス〉の自覚を回復したい、様々な英知の合流した大きな潮流の形成に寄与したいという切実な願いがこめられている。そのような思いの実現は、いうまでもなく心ある読者の幅広い支援なしにはありえない。来るべき世紀に向け、破壊と暗黒ではなく、英知と洞察と深い慈愛に満ちた世界が実現されることを願って、「コスモス・ライブラリー」は読者と共に歩み続けたい。